Guía de Supervivencia de la

VESÍCULA BILIAL

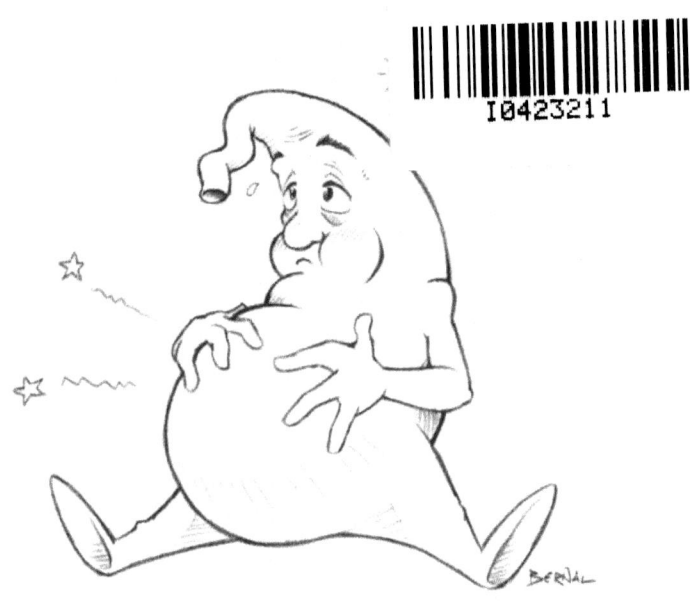

Cómo llevar una vida normal con una Vesícula Bilial disfuncional o ausente.

Escrito e Illustrado por J. Bernal

Le dedico este libro a Mamá:
Gracias por esas historias médicas asquerosas que revolvían el estómago durante la cena cuando éramos niños.

Gracias a Clarity Translations para la traduccion.
chrisclarity.communication@gmail.com

Contenido

1: Introducción

Cada Año, se remueven unas asombrosas 750,000 vesículas biliares cada año, sólo en los Estados Unidos de América. A algunos de los pacientes que pasan por este procedimiento, si lo hacen, reciben instrucciones apropiadas sobre qué hacer después. Generalmente se les dice que vayan a casa y continúen con sus vidas de manera normal, y que consideren reducir su ingesta de grasas.

Si estás leyendo esto, es probable que ya sepas que te dieron malos consejos. Es fácil comprender por qué: los cirujanos no son nutricionistas. Pasan años especializándose en una tarea, aprendiendo a extirpar un órgano comprometido o gangrenoso sin dañar al paciente.

No querrías que te opere un cirujano que pasó la mitad del tiempo cortando cuerpos porque pasó la otra mitad estudiando el balance digestivo, así como cuando consultas a un nutricionista, quieres estar seguro de que pasaron tiempo estudiando los esquemas de nutrición adecuada y no extirpando órganos con un escalpelo o con un estetoscopio. Aquellas personas que extirpan tus órganos y te dicen cómo debes cuidarte después de esto probablemente tengan aún sus vesículas biliares.

Sería bueno si se unieran en un equipo, pero en realidad esto no es práctico. Después de todo, si lograste pasar por este procedimiento de manera brillante, ¿qué importa si tienes diarrea, o si te deprimes, o si tu deseo sexual y tu desempeño cayeron en picada? ¡Debes estar contento que no estás muerto!

Ya tienes suficiente mierda con la que lidiar en tu vida, literalmente y figurativamente. Permíteme que te ahorre algo de tiempo, dinero y frustración.

Este libro ayudará a proveerte del conocimiento apropiado basado en la ciencia y en experiencias reales, de personas reales que han pasado por esto, han experimentado la realidad de los efectos nutricionales colaterales, y los han superado.

Está escrito principalmente para ti que has pasado por la extirpación de tu vesícula. También puede ser de ayuda para ti que sufres cálculos biliares o de una vesícula poco cooperativa, y estás considerando una cirugía u otros tratamientos.

Mientras que no se trata de ninguna manera de un compendio exhaustivo de bioquímica digestiva, este libro te proporcionará una cobertura bastante buena de todas las cosas relacionadas con la vesícula biliar. Nada de lo que se encuentra aquí es un conocimiento secreto, y la mayoría de la información se puede encontrar gratuitamente en internet; yo simplemente estoy tratando de ahorrarte tiempo y tormento filtrando lo que no sirve, compilando todo en un solo lugar, y explicando cómo funcionan tus entrañas en términos simples y comprensibles para ayudarte a que vuelvas a una función normal de tus intestinos. Yo sufrí por un largo tiempo buscando respuestas; ahora tú no necesitas repetir mi calvario.

Algunas personas raras no experimentan ningún problema notable luego de que les quitaran sus vesículas. Yo no soy uno de esos suertudos. Si estás leyendo esto, es probable que tengas tanta mala suerte como yo, y quieres saber que puedes hacer para arreglar las cosas.

Hay **esperanzas -- ¡sigue leyendo!**

Yo perdí mi vesícula biliar en el 2006. Si, la perdí. Y es que "si hubiese tenido alguna posibilidad de mantenerla, lo hubiese hecho."

Durante muchos años busqué en vano la fuente de sabiduría que haría que mi digestión volviera a la normalidad. No existe ninguna, hasta ahora. Lo cual es, francamente, fascinante considerando el número de personas que anualmente deben ser separadas quirúrgicamente de sus vesículas biliares.

Admitamos que los efectos colaterales de una vesícula faltante no son inmediatamente letales, y unos intestinos "gruñones" son semi-tolerables, pero la vida no debe ser de esa forma. Tú PUEDES mejorar las cosas, con un conocimiento apropiado y un poco de esfuerzo para conocer tu nuevo sistema digestivo.

Ninguna de las personas sin vesícula biliar que he conocido durante mi investigación había recibido información nutricional apropiada, asesoramiento, ni siquiera la menor advertencia por parte de sus doctores acerca de los inevitables y continuos síntomas post-cirugía.

El doctor que extirpó mi vesícula me dijo que no tenía que ajustar mi dieta de ninguna manera. ¡Vaya que estaba equivocado! Es decir, no *tenía* que hacer cambios a mi dieta, pero tampoco me gustarían los resultados: deficiencia vitamínica, diarrea crónica y urgente, gas, hinchazón…

La cuestión es que *deberás* hacer algunos ajustes, porque sin tu vesícula biliar, sin importar cuán sana creas que sea tu alimentación, no tendrás la digestión y nutrición adecuada que necesitas. No soy doctor, pero no necesitas ser uno para comprender esto.

La buena noticia es que las deficiencias nutricionales y las molestias relacionadas con el intestino son fáciles de contrarrestar con una dieta, suplementos nutricionales económicos y de venta libre, y/o aditivos dietarios recetados libres de drogas, lo que hace que la falta de información/apoyo de doctor a paciente sea mucho más sorprendente y frustrante.

Este libro es un intento de llenar ese vacío informativo – lo que funciona, lo que no, la química detrás de todo (explicado en términos laicos) y como compensar adecuadamente la existencia de tu nuevo sistema digestivo con bajo rendimiento.

Ya que todas las cosas en el mundo de la vesícula

6

terminan en la digestión (o la falta de ella), pasaremos algo de tiempo hablando de nuestro excremento. No hay una forma fácil de hacer esto sin sonar como un académico acartonado, así que intentaré hacerlo humorístico. Esto no solo servirá para romper el hielo, sino que te ayudará a recordar los puntos clave de la función de la vesícula, la digestión y absorción de nutrientes apropiadas, lo que debemos hacer ahora para asegurar una buena nutrición y la fabricación de un popó de buena calidad del que estarás nuevamente orgulloso.

2: Perdiendo a lo Grande en Las Vegas

Abril del 2006: Las Vegas, Nevada: Mi esposa y yo estábamos en Las Vegas de vacaciones. Ella fue a ver una feria comercial; yo fui a visitar a mi amigo Todd y a participar de las apuestas, los shows, restaurantes y de la glotonería general que hace famosa a esta ciudad. En realidad, antes de llegar al tema de la glotonería y su horroroso resultado, retrocedamos una semana.

...

Últimas semanas de Marzo del 2006: St. Augustine, Florida. Después de comer un pancho particularmente grasoso como almuerzo, estaba doblado al medio por un dolor extremo en mi abdomen. Mi esposa y yo estábamos en el auto. Por suerte yo no estaba manejando.

Habiendo sufrido cálculos en los riñones anteriormente, pensé que este sería otro episodio de lo mismo. Sabiendo bien que no hay nada que hacer más que esperar con ese dolor extremo hasta que el cálculo pase, me dispuse a tomar una gran cantidad de calmantes, beber mucha agua, y tratar de pasar muchas horas inconsciente hasta que terminara de arruinar mi día.

El dolor no cedía. Continuaba empeorando cada vez más. Yo sudaba, temblaba, y vomitaba sin control. Sin importar en qué posición trataba de contorsionar mi cuerpo: parado, sentado, enrollado hacia este lado y hacia el otro, el dolor no se iba. No había ninguna posición cómoda en la que ponerme. Le pedí a mi esposa que me llevara al hospital.

La parte del hospital es un poco borrosa, ya que yo

9

estaba desmayándome del dolor o bloqueando esta experiencia traumática de mi mente, pero luego de una espera incierta en la sala de emergencias retorciéndome en mi asiento y corriendo periódicamente hacia el cesto de basura para vomitar, los doctores estaban listos para atenderme.

Ellos tomaron mi temperatura, mi presión sanguínea, radiografías de mi abdomen, me dieron recetas para un calmante fuerte y una medicación para las nauseas, me dijeron que tenía fiebre estomacal, y que pasaría en algunos días si me iba a casa. Gracias, adiós, ¡el que sigue!

Mientras tanto, un increíblemente malvado cálculo biliar de 1.4 centímetros de diámetro (el tamaño de mi pulgar) estaba bloqueando mi conducto biliar, y mi vesícula biliar se estaba poniendo gangrenosa...
...

De vuelta en Las Vegas: Sintiéndome absolutamente bien, pensando que había sido alguna bacteria de aquel pancho Satánico, seguí con mi vida como si todo estuviera bien. Eso fue hasta que comí una gran cena bufet en uno de los hoteles casino...

Cuando volví a la casa de Todd, el dolor comenzó. Al principio traté de ser discreto, ya que la gente tiende a preocuparse cuando oyen sonidos de arcadas trabajosas que provienen de su toilette de huéspedes. De todas maneras, después de ver mi cuerpo, pálido como un fantasma, caminando lentamente como un zombi a través de la casa, pausando periódicamente para doblarme y agarrar fuertemente mis tripas, secando el sudor de mi cara, y luego corriendo rápidamente hacia el baño para dar otra cantidad de dolorosas arcadas secas en el inodoro, los amigos presentes preguntaron cordialmente si, tal vez, deberían llevarme al hospital.

Nuevamente la parte del hospital es un poco confusa. Recuerdo estar sentado en la sala de espera por lo que pareció una eternidad. A esta altura yo estaba demasiado débil para seguir vomitando, por lo que simplemente me recosté hacia un lado y hacia el otro, hacia adelante, hacia atrás, cualquier posición que fuera la menos horrible en la silla. Recuerdo que la gente del hospital me acomodó nuevamente en la silla un par de veces y controlaron mi pulso, probablemente porque me desmayé y me caí al piso de la sala de espera.

Luego yo estaba en una camilla y ellos me hacían las típicas preguntas de evaluación, recolectaban la información sobre mi nombre y dirección, etc. Yo les decía que vean mi billetera. No quería hablar con ellos; eso requería mantenerme consciente, y cualquier cosa que no fuera la inconsciencia en ese momento no era ideal.

Finalmente el goteo de morfina pasó limpiando mi cuerpo y mi cerebro pudo funcionar de nuevo, de alguna manera. Pidieron mi autorización para un ultrasonido. "Hagan lo que tengan que hacer, pero arréglenlo," fue mi respuesta.

...

Retrocedamos un poco más, no a un momento específico sino a lo que sucedía durante el año pasado más o menos. Mientras que mi vesícula biliar estaba atravesando lo que se puede describir como un "deterioro gradual", había síntomas definidos, de los cuales desconocía la causa, y pensé que eventualmente desaparecerían.

Hablando sin rodeos, mi popó había pasado de regular y firme a completamente blando. Tenía gases que solo puedo describir como algo tan apestoso que podía quitar la pintura de las paredes. No solo por su concentración, sino también en volumen. Cuando comienzas a ofenderte a ti mismo, es hora de ver a un doctor. Debí hacerlo, pero no lo hice. Esto pasará, ¿verdad? Probablemente es algo que comí. Realmente debería empezar a comer cosas más sanas...

Para coronar los desagradables síntomas, mis intestinos se volvieron tan erráticos e incontrolables que no podía salir a ningún lugar público sin tener dificultades. Intestinos contantemente irritables, junto a la bilis que se filtraba cuando quería...era un asco. Como soy un terco idiota, me guardaba este sufrimiento para mí y no me atrevía a contarle a mi esposa que tenía problemas; el hedor de mis gases se estaba volviendo una tensión bastante grande para nuestro matrimonio.

Algunos meses antes del incidente de Las Vegas, me fui de campamento/caminata con mi madre y mis hermanos al área silvestre de Oregon. Tenía tantos gases por algo que comí, y mis intestinos estaban tan irritados, que pasé la mayor parte del tiempo en cama. No querrías ir de excursión por las montañas cuando el próximo paso que necesite un esfuerzo podría significar defecar en tus pantalones. Es cierto que estás en un área salvaje sólo con tu familia, ¿pero quién quiere caminar por millas de nuevo hacia el campamento con caca en sus pantalones? No puedo imaginar lo horrible que habrá sido para ellos a la noche, atrapados en la cabaña con mi nube de gases tóxicos.

Llegué a mi momento de "ya no puedo soportarlo más" un poco antes de San Agustín y Las Vegas. Pero desaparecerá en algún momento; tiene que hacerlo, ¿verdad?

...

De vuelta en las Vegas: un doctor me despertó para decirme que durante el ultrasonido encontraron un cálculo biliar muy grande que bloqueaba mi conducto biliar, había evidencia de gangrena, y que todo eso debía ser removido: el cálculo, la vesícula, y todo. Sí señor, si no se lo extirpa en forma urgente, estará muerto en 48 horas. Esas palabras no parecen tan graves como deberían si tienes una alta dosis de morfina.

No recuerdo el ultrasonido. Sí recuerdo preguntarle si había alguna manera de salvar mi vesícula biliar, pero él me explicó que considerando mi historial y lo que vieron en el ultrasonido, estaba sin dudas con mucha infección y no podría ser salvada. Debí haberles contado acerca de San Agustín en algún momento durante el interrogatorio de evaluación. El doctor tenía algunas fotos coloridas de vesículas biliares y cálculos, y trató de explicarme el procedimiento para extirparlos, pero mis ojos se daban vuelta hacia mi cráneo, y tenía más interés en volver a un sueño sin dolor, inducido por la morfina.

Recobraba y perdía la conciencia una y otra vez, habitaciones diferentes, pasillos diferentes, alguien me pide que firme un formulario para dar mi permiso para la cirugía, y yo lo hago. Sentí que había pasado una semana. Luego me llevaron en silla de rueda a una habitación donde me afeitaron el abdomen, me pusieron una máscara de gas, y me pidieron que cuente hasta diez. Creo que llegué a tres.

Me desperté durante el procedimiento y me estiré hacia adelante para correr la cortina, preguntándoles si podía mirar, "¡quiero ver!". El anestesiólogo subió rápidamente el caudal de gas y me fui nuevamente a la tierra-feliz.

Cuando desperté mis brazos estaban atados a la camilla. Mi curiosidad beligerante debe haber asustado a los amigos de la sala de emergencias. Cuando el doctor vino a quitarme las esposas, me dijo que mi vesícula estaba definitivamente gangrenosa y que no había manera de salvarla. Como resultado necesitaría una gran cantidad de antibióticos y sería observado como mínimo por otras 24 horas (de otra forma, con la moderna cirugía laparoscópica, la extirpación de vesículas son un procedimiento ambulatorio).

Aún bajo los efectos de las drogas, exigí ver mi vesícula biliar. Desafortunadamente, ya la habían enviado al laboratorio para ser analizada. Me sentí decepcionado; después de todo ese dolor y sufrimiento quería ver al culpable cara a cara. Y tal vez guardarlo en una prisión de vidrio y formol en mi repisa, como una especie de trofeo. Tenía sentido en ese momento.

Luego de 24 horas de estar en observación, me dejaron ir. Querían que me quedara más tiempo pero yo estaba drogado, con dolores, extremadamente mordaz, y exigí irme a mi casa. Me dejaron ir a regañadientes luego de probarles que tenía la suficiente movilidad para caminar por el pabellón de recuperación.

Mi primer popó post-cirugía fue el primero, más sólido y perfecto que pude crear en un largo tiempo, y el último popó más sólido y perfecto que crearía en un largo tiempo.

Seguirían años de prueba y error, y muchas corridas urgentes al baño antes de poder ordenarme. Aun hoy no estoy 100% perfecto, pero estoy mucho mejor que cuando empecé.

Desde entonces no he vuelto a Las Vegas.

3: ¡Ya no Está! ¿Y Ahora Qué?

Cuando tu vesicular biliar ya no está, ya sea literalmente o figurativamente, a muchos de nosotros nos dicen que sigamos con nuestras vidas de manera normal. Algunas personas son lo suficientemente afortunadas como para no sentir efectos secundarios inmediatos ni cambios en su digestión. Sin embargo, muchos de nosotros notamos rápidamente que las cosas no son normales.

A muchos nos dijeron que llevemos una dieta baja en grasas. Esto es absolutamente, 100% positivamente al revés. Cuando tu vesícula biliar no está, tu cuerpo estará muy hambriento de las grasas que necesita; restringir el consumo de grasas es como cortarte la nariz para fastidiar tu cara.

La primera cosa a corto plazo que probablemente notarás es la materia fecal blanda. Tus intestinos estarán probablemente irritables y actuarán rápido. Puede que tengas más gases que lo normal, y que experimentes momentos de hinchazón extrema. Puede que tengas diarrea regularmente. Puede que experimentes pérdidas incontrolables por un tiempo. En general, tu trasero se convertirá probablemente en la parte menos favorita de tu cuerpo, y pasará una gran cantidad de tiempo familiarizándose con el baño.

Paso 1: El Nuevo Negro.

Deshazte de toda tu ropa interior blanca y compra reemplazos en negro. Si sufrías fallas en tu vesícula biliar antes de tu operación, entenderás el por qué. Ya tendrás una dificultad bastante grande para ajustarte a tu nuevo proceso digestivo; ahórrate la vergüenza de tener manchas en tu ropa interior.

15

Paso 2: *Hazte exámenes de la enfermedad del Celíaco.*

La Celiaquía es una enfermedad autoinmune que se dispara por las proteínas que contienen los productos con trigo. No todos los pacientes de vesícula biliar serán celíacos, pero muchos celíacos eventualmente serán pacientes con problemas de vesícula.

Luego de experimentar la falla de tu vesícula, definitivamente querrás saber si tienes Celiaquía para saber cómo manejar tu nuevo sistema digestivo y cuidarlo para que no se estrelle fuera de control. Hacerte un examen es tan fácil como analizar muestras de sangre en búsqueda de un anticuerpo específico. Para más información sobre esta enfermedad y lo que hace, lee la página 63, "La Conexión Celíaca."

El lado bueno de la celiaquía es que el daño puede ser revertido siguiendo una dieta libre de gluten. No hará que te crezca una nueva vesícula, pero despertará a aquella que esté dormida si todavía la tienes.

Paso 3: *Hacerte un test de la Cápsula de Heidelberg.*

La vesicular biliar no es la única parte que podría tener problemas –los niveles de ácido de tu estómago también podrían tener la culpa. La bilis y los ácidos estomacales van de la mano – la bilis ayuda a desactivar la acidez de los contenidos de tu estómago. Si no hay un balance, con el tiempo tendrás problemas en tu tracto digestivo.

La Cápsula de Heidelberg es un pequeño transmisor de radio que debes tragar. A medida que pasa por tu tracto digestivo, transmite los niveles medidos de pH (acidez).

Después de este examen, tu doctor puede

explicarte si tus niveles de ácidos estomacales son correctos, y si tu sistema biliar y tracto digestivo están respondiendo adecuadamente a la acidez. Con esta información en tus manos, conocerás mejor a tus tripas, y en el momento justo podrás calcular si necesitas...

Paso 4: *Comprar u ordenar suplementos para la bilis.* Sin importar la razón, tu cuerpo ya no está haciendo lo que debería hacer con tu bilis. La mejor manera de arreglar esto rápidamente es mediante suplementos. Para empezar recomiendo comprar 2 botellas de la vieja y querida Bilis de Buey (¡rico!). Ve y hazlo, ahora. Puedes pedirla por Internet. Puede que no la uses inmediatamente, pero querrás tenerlas a mano cuando estés listo para comenzar con tus experimentos digestivos después de leer este libro.

Hay muchos suplementos biliares de venta libre hechos ya sea de químicos idénticos (sales biliares o ácidos biliares) o bilis real extraída de animales. En el índice encontrarás una lista actual de proveedores y fabricantes (del 2011).

Descifrar la dosis correcta de estos suplementos es clave para que tu sistema vuelva a la normalidad. Llevará varias semanas de experimentación para encontrar la dosis y el balance adecuados, ya que todos somos diferentes. Puede que descubras que los suplementos no te ayudan en nada. Está bien; hay otras cosas que puedes hacer.

Hay ventajas y desventajas en los suplementos biliares. Lo primero negativo: tu estómago necesita ser un ambiente rico en ácidos para disolver adecuadamente la comida que ingieres. No puede realizar su trabajo sin la mezcla indicada.

La bilis actúa como un reductor del ácido. Poner bilis en el estómago tenderá a contrarrestar el ácido –será como quitarte tu vesícula biliar y ponerla frente a tu estómago. Como resultado, puede que tu estómago deba producir ácido de más, y esta mezcla rica en ácido tiene el potencial de irritar tus intestinos, tu estómago, y/o causar reflujos ácidos. Demasiado ácido en el sistema puede causar una superpoblación de bacterias en tus intestinos y sumar al problema del gas. Algunos fabricantes de suplementos biliares incluyen un poco de ácido en las pastillas para intentar compensar este problema.

Hasta donde yo sé, nadie produce una pastilla recubierta diseñada para durar lo suficiente como para pasar por el estómago intacta y luego disolverse en el intestino delgado. Lo cual sería perfecto para la gente como nosotros. ¿Alguien me escucha?

El segundo punto negativo: la bilis también actúa como un laxante y deshidratador. Demasiada bilis en el sistema ayudará definitivamente a "mover las cosas" tomando agua de tus intestinos donde se supone que debe ser absorbida. No querrás eso.

El punto positivo: No puedes tener una sobredosis de bilis, y una vez que encuentras la dosis correcta, sabrás como reducir los problemas de urgencia, liquidez o de gases de los que solías sufrir. Entonces podrás verdaderamente volver a tu feliz existencia previa.

Paso 5: Complementa tu dieta con ácidos grasos de corta y mediana cadena.

Estas grasas que necesitan ser procesadas en tu tracto digestivo y pueden ser absorbidas directamente. Puedes conseguirlas en forma de suplementos, o también aumentando tu ingesta de las siguientes fuentes:

•Manteca

•Aceite de Coco

•Aceite de Semilla de Palma

18

•Grasa láctea de vaca, cabra, oveja o caballo

•Suplementos en forma de píldoras, disponibles en tiendas de nutrición.

Paso 6: Hazte algunos análisis de sangre para controlar disfunciones de hígado o páncreas.

Una simple variedad de análisis de sangre pueden decirte mucho acerca de lo que está sucediendo químicamente dentro de tu cuerpo. Si tu hígado no está en buena forma, su falta de producción de bilis o la mezcla química inadecuada de bilis pueden ser los culpables de tus cálculos biliares.

Tu páncreas puede ser también parcialmente culpable. La bilis debe fluir a través de un conducto común con el páncreas, y si el páncreas tiene problemas, puede causar dificultades hacia arriba en el sistema biliar.

Todas estas partes de ti trabajan juntas al unísono, propulsadas por señales hormonales en la corriente sanguínea. No solo son propulsadas por las hormonas, sino que también producen hormonas. Si no están en perfecto balance, todo el sistema se cae.

Estos análisis de sangre te darán una mirada detallada del mundo del hígado y el páncreas, y te ayudarán a diagnosticar dónde tu sistema digestivo está en desbalance y necesita ser corregido.

La lista de análisis de sangre es la siguiente:

•Prueba Metabólica Básica (salud general)

•Recuento Completo de Sangre (salud general e hígado)

•Análisis de Amilasa (verifica la función del páncreas)

•Prueba de Función Hepática (verifica la función del hígado)

•Tiempo de Protrombina (verifica el daño al hígado y la deficiencia vitamínica)

Para datos específicos sobre estos análisis de sangre, lo que contienen, y lo que significa, lee el capitulo 7, "¿Qué Hay en tu Sangre?"

Paso 7: Considera e investiga posibles alergias a la comida.

Es absolutamente posible que las alergias a la comida sean las culpable de (1) la formación de cálculos biliares y la pérdida de la vesícula biliar, y (2) problemas post-cirugía de indigestión, mala absorción, deficiencias de vitaminas, y diarrea.

En esencia, una alergia es una respuesta inmunológica desproporcionada a algo con lo que tuviste contacto. La celiaquía califica como una de estas alergias. Conocemos la celiaquía y la llamamos así simplemente porque el trigo es una parte muy importante de la vida moderna, pero hay miles de ingredientes que no son trigo, que traen consecuencias similares y que causan estragos digestivos a los inocentes.

Podrías tener una alergia a las comidas por toda tu vida y no saberlo. Una alergia a la comida no necesariamente te causará una enfermedad inmediata o extrema, y de hecho, por un giro del destino, el cuerpo humano tiene la tendencia de antojarse de la comida a la que es alérgico.

Una alergia a la comida no está limitada a una comida específica: por ejemplo, pizza. Es una reacción a un químico específico dentro de la comida, generalmente proteínas individuales. Las alergias a comidas más comunes son al maní, leche, huevos, frutos secos (nueces, almendras, etc.), pescado, mariscos, soja, y trigo. La verdad es que puedes tener o desarrollar una alergia a cualquier comida.

Los resultados biológicos de las alergias a las comidas pueden ser muy similares a la enfermedad celíaca. Es más, así como la celiaquía, si realmente sucede que tienes una alergia a las comidas y dejas de comer lo que te hace mal, tu sistema debería sanar lentamente y volver a su gloria anterior. Para obtener información más detallada acerca de las alergias a la comida, lee la página 69, "Alergias a la Comida."

Paso 8: Si corresponde, aprende a diagnosticar y prevenir futuros cálculos biliares.

Si aun tienes una vesicular biliar, puedes reducir el riesgo de formación y ataque de futuros cálculos biliares. Familiarízate con los multiplicadores de riesgo, y los métodos de diagnóstico y tratamientos que discutiremos después.

Paso 9: Divulga el conocimiento.

No eres el único con problemas de vesícula. Tampoco tienes que ser el único que triunfó por sobre ellos. Es cierto, no se considera educado discutir abiertamente nuestros problemas de popó en una cena o fiesta (a menos que sea con doctores y así no podemos apostar a quién hará sentir asco a quién), pero cuando te encuentres con otras personas que no tienen vesícula, cuéntales lo que has aprendido.

¿Y ahora que puedo esperar?

Luego de la cirugía probablemente notarás...

•Pérdida de peso. Como ya no eres tan eficiente en la absorción de grasas densas en calorías, aun cuando estés ingiriendo muchas calorías, no las procesas lo suficientemente bien. Estas grasas en exceso y calorías no absorbidas salen en tu excremento, en la forma de…

•Diarrea y deposiciones blandas, a veces urgentes: si tu excremento flota en el baño, hay probabilidades de que lo hagan porque son ricos en grasas. Las deposiciones saludables normales deberían ser bastante firmes y hundirse, o estar boyando neutralmente. El excremento que flota, se quiebra en el agua y deja un "grafiti" en el inodoro cuando tiras el botón son indicadores seguros de que tu balance digestivo está comprometido. No queremos demasiados flotadores. También puedes experimentar…

•Dolor abdominal e hinchazón. Esto es causado por un gran número de razones, desde indigestión, a una expansión excesiva de bacterias, hasta espasmos intestinales. Posiblemente estén acompañados por…

•Gases terriblemente horribles como nunca antes has experimentado. No solo en volumen sino en potencia. Del tipo que enrula los pelitos de tu nariz y hace que tu esposa rasguñe las puertas para salir a buscar un poco de aire fresco. También aprenderás que el gas está muchas veces acompañado por uno o muchos de los otros síntomas descriptos. Nunca confíes en un pedo, jamás.

•La filtración anal también puede ser un problema. Es causada por esa secreción constante de bilis. Esto, esperemos, pasará con el tiempo. Llevará tiempo. Por eso la recomendación del paso 1.

•Antojos de comidas grasosas: Esto es natural, como tu cuerpo ya no puede procesarlas con facilidad, quiere que un mayor volumen de ellas pase a través suyo para compensar la mala absorción. A pesar del hecho que sabes conscientemente que las comidas grasosas van a irritar tu digestión, la química de tu cuerpo grita pidiendo más grasas.

•Sed: Puede que te sientas inusualmente sediento, llevando constantemente un termo, una botella de agua, etc. Especialmente si sufres de PCS o el Síndrome de Habba (hablaremos de eso en capítulos siguientes). Esto se debe al agua que pierdes con la diarrea.

Bien, ¡¡¡esto es verdaderamente depresivo!!! Pero lo que te gustará saber es que la mayoría de estos síntomas pueden prevenirse una vez que sepas qué está sucediendo y por qué, y que puedas tomar las medidas apropiadas para contrarrestarlos. Cubriremos estos temas en detalle en los varios capítulos que siguen.

Qué esperar Fisiológicamente:

Cuando la vesícula biliar ya no está, bajo circunstancias normales, la bilis tenderá a atascarse un poco en los conductos biliares, contenida por el Esfínter de Oddi. Debido a esta presión, con el tiempo, habrá como resultado una expansión de los conductos biliares. Esto no es malo, y terminará funcionando para almacenar más bilis, casi como una pequeña vesícula biliar. La cantidad de tiempo que le lleva agrandarse varía según la persona. Sin embargo, nunca retendrá tanto como lo hizo alguna vez la vesícula biliar.

Además, una vez que los conductos biliares han retenido tanto como pueden, la única opción que tiene tu sistema para lidiar con la cantidad extra es dejar que fluya hacia el intestino. Esto puede causar irritación, desequilibrio de pH, cambios en la población de bacteria intestinal, y un descontrol general en tus tripas. Si tienes un problema de mala absorción de bilis (por ejemplo, la bilis no está siendo absorbida inmediatamente en el íleon por alguna razón), entonces puedes experimentar el Síndrome de Evacuación Rápida, el Síndrome de Habba,

PCS, diarrea incontrolable, o filtración anal. Yo lo pasé.
La ropa interior negra ayuda.

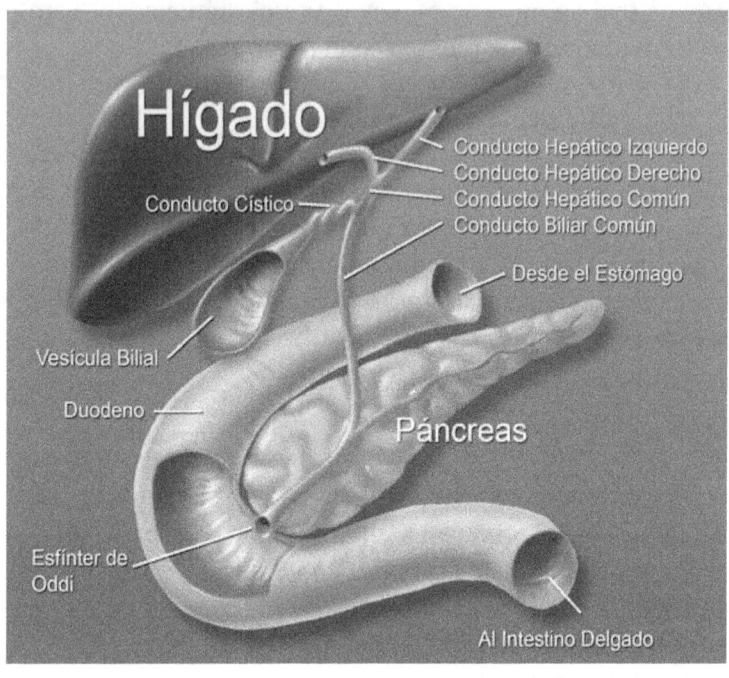

4: La Vesícula Biliar y Tú

La vesícula biliar es un órgano pequeño, con forma de pera, ubicado debajo del hígado. Las vesículas adultas normalmente miden 8cm de largo y 4cm de ancho cuando están llenas, un tamaño similar a un globo de cumpleaños desinflado. Una vesícula adulta típica está hecha para almacenar 50 ml de bilis concentrada (1.7fl oz o cerca de 3.5 cucharadas).

Está físicamente unida a la intersección del conducto hepático común (desde el cual el hígado produce la bilis) y el conducto biliar común (a través del cual la bilis fluye hacia el duodeno, o la porción más alta del intestino delgado, junto al conducto pancreático). Entre esta intersección y el cuerpo de la vesícula en sí mismo hay un pasaje retorcido de válvulas espiraladas llamado conducto cístico.

Todo este sistema de cañerías se llama "árbol biliar" porque se asemeja a una serie de ramas. Algunos cálculos biliares se pueden formar en su interior y quedar atrapados en cualquier parte de la vesícula o del árbol biliar; sin embargo se forman más comúnmente dentro de la vesícula ya que es ahí donde se concentra la bilis, aumentando las probabilidades de cristalizarse.

El hígado solamente produce bilis en forma de un goteo lento, continuo. Sin embargo, cuando comes, se necesita liberar una gran cantidad de bilis en un corto tiempo. Por esto, la función de la vesícula es reunir, almacenar, y concentrar la bilis para que pueda liberarse rápidamente. Mientras retiene la bilis, elimina agua de la solución, tomando entre 400-800 ml de bilis al natural y aumentando su potencia, normalmente, cinco veces. Esta concentración la hace más efectiva para emulsionar las grasas de tu comida cuando es liberada dentro del intestino luego de comer (para más detalles sobre la bilis y lo que hace, lee el siguiente capítulo).

La vesicular biliar recibe su señal para liberar la bilis de la hormona Colecistoquinina, o CCK. La CCK es liberada por el duodeno como reacción a la presencia de grasas que vienen de los contenidos de tu comida. Esta reacción de CCK está reducida o es nula en las personas que sufren de la enfermedad celíaca, y puede causar la "pereza" de la vesícula biliar o que esta no vacíe sus contenidos.

Desafortunadamente, la mayoría de las veces que alguien comienza a tener problemas con cálculos biliares, el tratamiento preferido es "cortar y correr", removiendo simplemente el órgano que causa los problemas. El sistema médico/de seguros de los Estados Unidos no alienta darle a los doctores el tiempo adecuado para que puedan evaluar correctamente, experimentar, y tratar la cantidad de cosas que pueden causar cálculos biliares.

Es más, para el día en que descubrimos lo que en realidad está ocurriendo, muchas veces ya es demasiado tarde, la vesícula biliar se ha infectado severamente o tiene cicatrices irreparables, y debe ser extirpada.

5: Revisión Escolar del Sistema Digestivo

Para comprender el rol pequeño pero importante de la Vesícula Biliar en el proceso digestivo, es necesario hacer una revisión básica del sistema completo. La mayor parte del mismo son cosas elementarías que olvidaste en la escuela primaria, así que hagamos una revisión rápida e indolora:

Comes tu comida, sorpresa, sorpresa, y cuando la tragas, se desliza hacia...

1.El esófago, donde sigue camino hacia...

2.El estómago, donde los ácidos y la acción de mezclado la desarman a una consistencia más líquida y luego pasa al...

3.Duodeno, donde la bilis se agrega a la mezcla para (a) reducir el nivel de ácido de los contenidos del estómago, y (b) emulsionar las grasas para que puedan comenzar a descomponerse. También se liberan aquí enzimas pancreáticas para ayudar en la descomposición de la comida. Luego todo se mueve hacia…

4.El yeyuno, la parte más larga del intestino delgado, donde se absorben la mayoría de las azúcares, aminoácidos, y péptidos. El resto sigue hacia…

5.El íleo, donde ocurre la descomposición final de las proteínas y los carbohidratos, se absorben las vitaminas solubles en grasas, y la bilis inyectada dentro del duodeno se reabsorbe y es enviada de vuelta al hígado. Las sobras siguen su camino hacia el…

6.Intestino grueso, cuya tarea principal es extraer agua de la mezcla y luego guardar el desperdicio hasta que estés listo para expulsarlo.

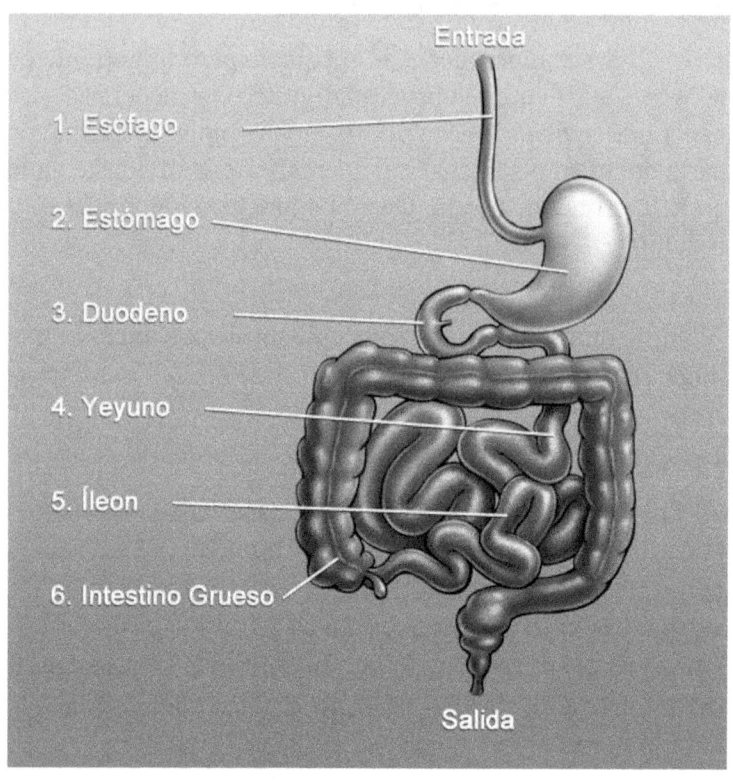

6: Cálculos Biliares

Las causas específicas de la formación de cálculos biliares son aún una clase de misterio, lo creas o no. Cualquiera de los factores que contribuyen, tales como química corporal, peso, dieta, actividad/movimiento de la vesícula biliar, y la genética, pueden tener un papel importante en la formación de cálculos biliares. En otras palabras, NADIE LO SABE. Hay demasiadas variables. Esto no es exactamente reconfortante.

Lo que se puede decir con seguridad es que en cierto momento, la bilis deja de retener todos sus componentes en concentración (está químicamente desequilibrada). A medida que la vesícula remueve de la bilis y la concentra, ciertos elementos en la solución desequilibrada comienzan a cristalizarse formando gránulos y sedimentos, los que se acumulan y finalmente forman un cálculo.

No ayuda mucho que la vesícula tenga una ingeniería pobre, que se asemeja a un globo desinflado sostenido por su abertura. Las cosas que se solidifiquen allí dentro tenderán a gravitar hacia el fondo y a permanecer allí.

Los cálculos están comúnmente formados por dos tipos de materiales: colesterol y pigmentos. Aunque son siempre una mezcla de ambos, lo que clasifica a un cálculo como una cosa u otra está relacionado con qué elemento forma la mayor parte del cálculo.

Los cálculos basados en colesterol son más frecuentes que los cálculos de pigmentos. Las personas con alto contenido de colesterol en sangre tienen mayores riesgos, ya que el hígado toma eso del sistema para crear la bilis. Una mayor concentración de colesterol en la sangre termina convirtiéndose en mayor concentración de colesterol en la bilis, lo cual termina formando cálculos biliares.

Los cálculos basados en pigmentos vienen de la bilirrubina y sales calcáreas que son desperdicios producidos por otros procesos en el organismo, filtrados por el hígado y empujados por el conducto hepático con los otros componentes de la bilis. Las personas con anemia falciforme son más propensas a tener este tipo de cálculos.

Ataques de Cálculos Biliares (*también conocido como cólico biliar*):

Cuando ingieres comida que contiene grasas, tu vesícula biliar recibe un grito de combate desde el intestino delgado, pidiéndole que vierta sus contenidos hacia el conducto biliar (y de esa manera dentro del intestino delgado). Durante este proceso, puede que un cálculo sea arrastrado en la corriente y que quede atrapado en cualquier lugar del árbol biliar, generalmente en la entrada/salida de la misma vesícula. Esto no solo causa una contrapresión dentro de la vesícula biliar debido a la incapacidad de la bilis para salir de la vesícula, sino que además, el frotamiento del interior de la vesícula contra el cálculo puede causar inflamación, dejar cicatrices, y una eventual infección. Después de un tiempo, la vesícula biliar se relaja y el cálculo vuelve a asentarse lejos de la abertura. Puede que no se vuelva a atorar allí por algún tiempo.

Los cálculos más pequeños que logran salir de la vesícula pueden alojarse en otras partes del árbol biliar. Si el conducto pancreático se bloquea, el afortunado portador del cálculo biliar podría desarrollar pancreatitis, descripta como posiblemente el peor dolor que una persona puede experimentar. ¡Qué divertido!

Luego de sufrir suficientes ataques repetidos de cálculos biliares, la vesícula estará tan golpeada, con cicatrices, e infectada, que no podrá funcionar adecuadamente. En ese momento deberá ser extirpada. Eso es lo que le sucedió a la mía.

Estadísticas:

•Las mujeres tienen el doble de posibilidades que los hombres de formar cálculos biliares.

•Hay un indicador políticamente incorrecto para el riesgo de cálculos biliares llamado en inglés "Las Fs", que corresponde a las palabras "Grasa, Femenino, Fértil, Cuarenta" en Inglés. En otras palabras, las mujeres mayores de cuarenta años que hayan tenido varios hijos y tiene sobrepeso están en la categoría de mayor riesgo.

•Los cálculos biliares son daltónicos y tratan a todas las razas con el mismo desprecio. Sin embargo, por razones desconocidas, los escandinavos son más susceptibles que el promedio, ya que es la tribu Pima de los Americanos Nativos quienes tienen una predisposición genética. Interesantemente, los Pimas de Méjico no sufren en la medida que los hacen sus contrapartes nórdicos, principalmente debido a su dieta.

•Las personas con familiares directos que sufrieron de cálculos biliares tienen un riesgo mayor a cuatro veces el de una persona promedio (a mi abuela le extirparon la vesícula y mi madre tiene cálculos biliares asintomáticos; mi bisabuelo Stanley murió en 1941 por complicaciones luego de su cirugía de vesícula).

•Las personas con enfermedad celíaca (también llamada celiaquía) tienen casi una garantía de sufrir una disfunción de la vesícula biliar y como resultado tienen también un

31

riesgo mayor de que se formen cálculos.

•Las personas obesas o con sobrepeso generalmente tienen un riesgo mayor de padecer cálculos debido a los altos niveles correlativos de colesterol en sangre que muchas veces se dan.

•Las personas diabéticas, con Síndrome Metabólico o con Anemia Falciforme tienen un riesgo más alto de padecer cálculos biliares.

•Las personas que recientemente han experimentado un rápido descenso de peso tienen un riesgo mayor de tener cálculos.

Identificando los Cálculos Biliares

Aunque la mayoría de los cálculos biliares no pueden ser vistos fácilmente con rayos-x, hay una variedad de otras maneras de encontrarlos.

ERCP:

Una ERCP, o endoscopía gastrointestinal (o su nombre largo en español Colangiopancreatografía Retrógrada Endoscópica) se puede realizar insertando un endoscopio por tu garganta y hacia tu intestino, usándolo para inyectar un colorante opaco a la radiación dentro del conducto biliar y luego sacando rayos-x del abdomen. La ventaja de este procedimiento es que el endoscopio puede usarse para remover los cálculos pequeños, o para poner un tubo stent (tubo de refuerzo) en un conducto obstruido para mantenerlo abierto. Es el mismo procedimiento que se describe en la sección "Tratamientos para la Vesícula Biliar" que encontrarás más adelante, solo que aquí se usa evaluar la situación para darle un tratamiento. Es absolutamente posible que la evaluación y el tratamiento se realicen durante el mismo procedimiento utilizando el endoscopio.

Escaneo HIDA:

Una gamagrafía radionúclida de la vesícula biliar (también conocida como colescintigrafía o gamagrafía HIDA) funciona de manera similar pero con una jeringa intravenosa. El colorante radioactivo se inyecta en una vena, hace su recorrido hasta el hígado, y finalmente cae hacia los conductos biliares, haciendo que los cálculos sean visibles en una cámara gamma-sensitiva.

MRI/MRCP:

Un examen MRI, o más específicamente un MRCP (Resonancia Magnética colangiopancreatográfica) utiliza un aparato de MRI para escanear tu sistema biliar para encontrar cálculos. No requiere inyecciones y es tan preciso como los otros escáneres. Te recuestas en una mesa que te desliza hacia dentro de la máquina, te hacen un escaneo, y sales. Sin drogas, sin agujas, sin endoscopios en tu garganta.

Ultrasonido:

Un ultrasonido puede detectar fácilmente los cálculos biliares, no requiere drogas o inyecciones, puede hacerse en cuestión de minutos, es accesible y se puede hacer en cualquier clínica de ultrasonido del mundo; no hay necesidad de ir a un hospital grande.

Los métodos de MRI/MRCP y Ultrasonido también tienen la ventaja de que son capaces de verificar el grosor de las paredes de la vesícula biliar y de esa manera medir el nivel de inflamación o infección que pueda tener.

Síntomas de los Cálculos Biliares

El primer síntoma de los cálculos biliares es el "cólico biliar", que es el dolor causado por los cálculos que bloquean el conducto biliar. El dolor no es localizado; en otras palabras, no puedes señalar con exactitud de donde viene, más que de tu abdomen. Simplemente duele. Generalmente se dispara al ingerir comidas grasosas; como la vesícula se acelera para lidiar con las grasas, los cálculos tienden a ser empujados hacia la pequeña salida del conducto cístico y la atascan. Luego la vesícula continua apretando, moviendo el cálculo dentro del conducto cístico mientras intenta en vano expulsar la bilis, causándote a ti una gran cantidad de dolor y molestia.

El siguiente paso es la colecistitis, o inflamación de la vesícula. Esto es causado por la irritación que provoca la presencia de cálculos y sus tendencias a bloquear el conducto.

La inflamación y la presencia de cálculos biliares causan luego el engrosamiento de la bilis (nudosidad) lo cual es una receta para el aumento y/o desarrollo del número de cálculos biliares, y el estasis de la bilis (bilis que no puede escapar o circular en forma apropiada) lo que lleva a una infección secundaria causada por la bacteria que vive en el tracto digestivo. Cuando la vesícula biliar no funciona adecuadamente, que en este punto no lo está haciendo, se denomina disquinesia biliar. Este es el estado que precede a la gangrena. La gangrena significa, literalmente, *podrido*, de adentro hacia fuera, y *te causará la muerte*.

No hay nada lindo allí dentro en este punto, así que si encuentras los cálculos biliares temprano, antes de que tu vesícula esté comprometida, aplícales un tratamiento tan pronto como puedas.

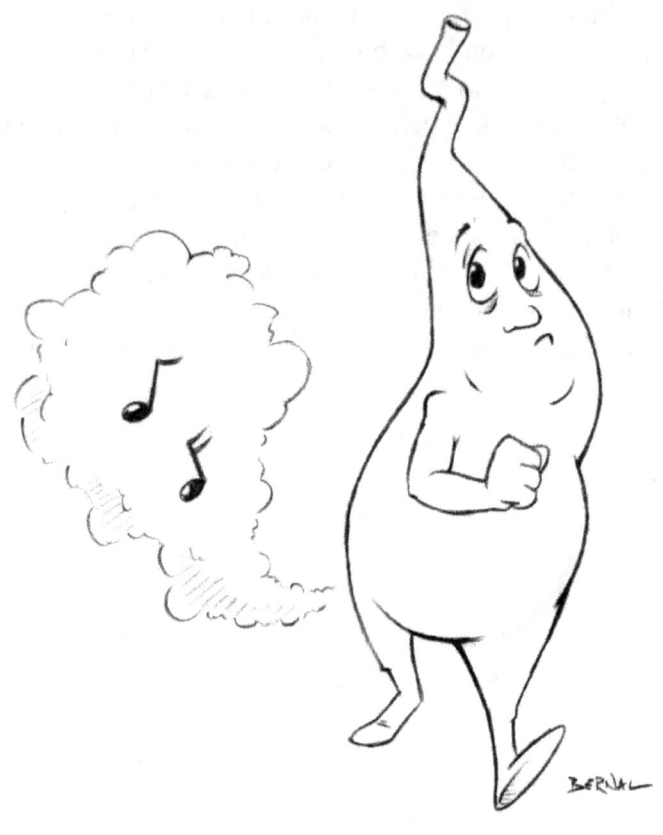

7: Tratamientos para los Cálculos Biliares

Si tienes la gran suerte de haber atrapado tu problema de cálculos antes de que tu vesícula se arruinara, tienes algunas opciones de tratamiento.

ERCP:

Si esto te suena familiar de la lista de diagnóstico es porque se trata del mismo procedimiento que involucra el mismo equipo, solo que aquí nos referimos a su uso para el tratamiento de cálculos una vez que son encontrados. La ERCP o "Colangiopancreotografía Retrógrada Endoscópica" (¡dilo 5 veces rápido!) no solo puede usarse para evaluar la situación en tu vesícula, sino que se puede usar además para tratar el problema. Usando este procedimiento, se pueden quitar algunos cálculos de la vesícula biliar o del conducto biliar sin la necesidad de una intervención quirúrgica. Básicamente el doctor pasa un lindo endoscopio por tu garganta y luego por los conductos desde los cuales fluye tu bilis, y disuelve los cálculos con químicos que inyecta el endoscopio. Con este procedimiento, no necesitas que te abran con cuchillos, y el doctor tendrá una vista por lente de cámara del interior de tus conductos biliares y de tu vesícula, mediante la cual él/ella puede evaluar con mayor detalle cuán mala puede ser la situación.

Suplementos de Ácido Biliar:

Algunos cálculos se pueden tratar con la ingestión por boca de ácido biliar. Esto tiene una tasa de éxito menor al 75% en los cálculos basados en colesterol, pero el 15% de los pacientes de este tipo de tratamiento terminan igualmente con cálculos recurrentes dentro de los 2-3 años.

Litotripcia:

El uso de ondas de choque sonoras, o Litotripcia, para romper los cálculos biliares puede ser muy efectivo. Este tratamiento es bueno en tanto que no requiere que el paciente sea anestesiado, sin embargo se necesitarán varios tratamientos para asegurar que los cálculos se hayan dividido en pedazos lo suficientemente pequeños como para pasar por el conducto biliar sin quedarse atascados. Los pacientes con un solo cálculo tienen tasas de éxito mucho más altas que los pacientes con cálculos múltiples. El 95% de los cálculos que se tratan de esta manera son despedidos dentro de los 12-18 meses. Este tratamiento aumenta el riesgo de pancreatitis e inflamación de la vesícula biliar (colecistitis aguda) porque los pedazos pequeños aún necesitan pasar por los conductos biliares y pueden causar irritación en su camino.

Disolución por Contacto:

Otra forma simple de deshacerse de los cálculos biliares es mediante la "disolución por contacto" que implica inyectar químicos directamente en la vesícula a través de un catéter percutáneo (una aguja muy larga) para disolver los cálculos. En algunos casos con múltiples cálculos, este método es el más efectivo, con una tasa de éxito del 95%. Generalmente se usa MTBE (Metil tert-butil éter) como solvente. Los efectos secundarios son causados por la absorción por el cuerpo del MTBE y pueden incluir vómitos, dificultad para respirar, somnolencia, y mal aliento. Por supuesto que tienes que aguantarte tener una aguja metida en tu cuerpo por 5-12 horas para este tratamiento, por lo que la anestesia, aunque es preferible, no es obligatoria. Pero podrás quedarte con tu vesícula biliar.

Colecistectomía:

Por último, una manera 100% efectiva de remover los cálculos es cortarte al medio y sacar toda la vesícula. Esto implica sedar al paciente y usar un laparoscopio para excavar el fastidioso órgano. En la mayoría de los casos el paciente puede volver a su casa el mismo día del procedimiento y puede continuar con su vida normal en pocos días.

En los viejos tiempo, extirpar una vesícula biliar era un procedimiento crítico y barbárico que tenía una probabilidad preocupante de matar al paciente durante el procedimiento, sin mencionar las complicaciones de la larga recuperación. Esto fue lo que mató a mi bisabuelo Stanley. ¡Alégrate por las herramientas médicas modernas!

8: ¿Que hay en tu Sangre?

Los análisis de sangre pueden hacer mucho para diagnosticar problemas a un costo mínimo. Son una forma fácil de ver qué está pasando dentro de tu cuerpo mediante el análisis de químicos y otros indicadores de la salud. Todos estos análisis de sangre requieren al menos 12 horas de ayuno antes de tomar la muestra de sangre.

•Un Recuento Completo de Células Sanguíneas verifica si existe cualquier enfermedad o infección. Cualquier cosa por fuera de los niveles normales puede ser una causa de preocupación. Un alto recuento de Glóbulos rojos tiende a indicar enfermedades en los riñones y en el hígado. Un bajo recuento de glóbulos rojos tienden a indicar úlceras estomacales o Enfermedad Inflamatoria del intestino. Los niveles normales son los siguientes:

○ Glóbulos Blancos (GB):
Hombres y mujeres no embarazadas:
4,500–11,000/mcL^3 o 4.5–11.0 x 10^9/L
Mujeres embarazadas:
1er trimestre: 6,600–14,100/mcL o 6.6–14.1 x 10^9/L
2do trimestre: 6,900–17,100/mcL o 6.9–17.1 x 10^9/L
3er trimestre 5,900–14,700/mcL o 5.9–14.7 x 10^9/L
Después del parto: 9,700–25,700/mcL o 9.7–25.7 x 10^9/L

○ Glóbulos Rojos (GR):
Hombres:
4.7–6.1 millones GR/mcL o 4.7–6.1 x 10^{12}/L
Mujeres:
4.2–5.4 millones GR/mcL o 4.2–5.4 x 10^{12}/L

○ Hematocrito (HCT):

41

Hombres:
42%–52% o 0.42–0.52 fracción por volumen
Mujeres:
37%–47% o 0.37–0.47 fracción por volumen
Mujeres embarazadas:
1er trimestre: 35%–46%
2do trimestre: 30%–42%
3er trimestre: 34%–44%
Después del parto: 30%–44%

○ Hemoglobina (Hgb):
Hombres:
14–18 g/dL o 8.7–11.2 mmol/L
Mujeres:
12–16 g/dL or 7.4–9.9 mmol/L
Mujeres embarazadas:
1er trimestre: 11.4–15.0 g/dL o 7.1–9.3 mmol/L
2do trimestre: 10.0–14.3 g/dL o 6.2–8.9 mmol/L
3er trimestre: 10.2–14.4 g/dL o 6.3–8.9 mmol/L
Después del parto: 10.4–18.0 g/dL o 6.4–9.3 mmol/L

○ Índices de Glóbulos Rojos:
Volumen Corpuscular Medio (MVC): 82-89 femtolitros (fL)
Hemoglobina Corpuscular Media (MCH): 26-34 picogramos (pg)
Concentración de Hemoglobina Corpuscular Media (MCHC): 31-38 gramos por decilitro (g/dL) o 31-38%

○ Análisis de Distribución de Glóbulos Rojos (RDW): 11.5-14.6%

○ Recuento de Plaquetas (Trombocitos):
150,000–400,000 plaquetas por mm^3 o 150–400 x 10^9/L

○ Volumen Medio de Plaquetas (MPV):
7.4–10.4 mcm^3 o 7.4–10.4 fL

•**Panel Metabólico Básico (BMP)** Esto incluye normalmente exámenes químicos de sangre de:

○ Sodio (NA+)
Rango normal: 137.- 147 mmol/L

○ Potasio (K+)

Rango normal: 3.4 - 5.3 mmol/L

○ Cloruro (Cl-)
Rango normal: 99 - 108 mmol/L

○ Bicarbonato (HCO3-) o CO2
Rango normal: 22 - 29 mmol/L

○ Nitrógeno Ureico en la Sangre (BUN)
Rango normal: 8 - 21 mg/dL

○ Creatinina
Rango normal hombre: 0.6 - 1.3 mg/dL
Rango normal mujer: 0.5 - 1.1 mg/dL

○ Glucosa
Rango normal en ayuno: 60 - 109 mg/dL
Rango normal sin ayuno: 60 - 200 mg/dL

○ Calcio (Ca2+)
Normal: 8.7 - 10.7 mg/dL

•**Análisis de Amilasa** para verificar enfermedades pancreáticas.
Rango normal en análisis de sangre: 23 a 85 u/L (unidades/Litro)
Rango normal análisis de orina: 2.6 a 21.2 IU/h (unidades por hora)

•Panel de Función Hepática (HFP) para verificar el estado de la función del hígado. Los rangos normales son los siguientes:

○ Proteína Total: 6.0 – 8.4 gm/dL.
Niveles elevados podrían indicar deshidratación y niveles altos de albumina y/o globulina. Niveles bajos de proteína total pueden indicar un desorden en el hígado o riñón.

○ Albumina: 3.5 – 5.0 gm/dL.
Niveles elevados de albumina pueden indicar deshidratación. Niveles bajos de albumina pueden ser indicativos de enfermedades del hígado, síndrome nefrítico, falla cardíaca o baja ingesta o absorción de proteínas.

○ Bilirrubina Total: hasta 1.0 mg/dL.
Niveles elevados pueden indicar hepatitis, cirrosis, neoplasma, alcoholismo, enfermedad hemolítica, obstrucción biliar o anorexia. Los niveles bajos no son motivo de preocupación.

○ Bilirrubina Directa: hasta 0.4 mg/dL.
Niveles elevados pueden indicar hepatitis, cirrosis, neoplasma o enfermedad biliar. Los niveles bajos no son motivo de preocupación.

○ Fosfatasa Alcalina: 50 – 160 unidades/L.
Los niveles elevados pueden indicar crecimiento o enfermedad ósea, enfermedad en el hígado, enfermedades malignas en los huesos e hígado o leucemia. Niveles bajos pueden indicar una deficiencia de zinc, hipotiroidismo, deficiencia de Vitamina C, ingesta excesiva de Vitamina D, mala nutrición o deficiencia de Vitamina B6.

○ AST (Aspartato Aminotransferasa): 7 – 27 unidades/L.
Niveles elevados pueden indicar alcoholismo, cirrosis, hepatitis, terapia con drogas o enfermedad biliar. Niveles bajos pueden indicar uremia, deficiencia de Vitamina B6 o terapia con drogas.

○ ALT (Alanina Aminotransferasa): 1 – 21 unidades/L.
Niveles elevados pueden indicar enfermedades del hígado, lesión del hepatocito, hepatitis, farmacoterapia o enfermedad biliar. Los niveles bajos no son motivo de preocupación.

•Tiempo de Protrombina (PT) el cual es un estudio de las habilidades coagulantes de la sangre (coagulación), un indicador del estado de la Vitamina K y una manera de verificar un posible daño en el hígado. El rango normal del tiempo de protrombina es de 12–15 segundos, y el rango normal para el INR (radio internacional normalizado) es 0.8–1.2.

•Análisis de Anticuerpos para la Enfermedad Celíaca:

○ Chequeo de anticuerpos IgA/tTG:

Sensibilidad 90%, Especificidad 99%. IgA significa anticuerpos contra la transglutaminasa. Los IgA también se denominan tTG (transglutaminasa tisular). Si tu análisis da IgA positivo, hay un 97% de probabilidades de que tengas la enfermedad celíaca. Este estudio arroja falsos-negativos ocasionalmente; si te da negativo, solo hay un 71% de probabilidades de que el resultado negativo sea exacto. Por esta razón deberías hacerte el siguiente examen al mismo tiempo...

○ Examen IgG anticuerpos antigliadina:

Sensibilidad 87%, Especificidad 91%. Este examen muestra resultados positivos con mayor facilidad, pero no tiene una correlación tan fuerte para probar la existencia de la enfermedad celíaca. Por ejemplo, se muestran resultados IgG positivos en el 21% de las personas que sufren de trastornos digestivos que no son celiaquía. Puede que este examen no proporcione un resultado de test positivo tan bueno como el IgA/tTG pero brinda menos falsos-negativos, y por esa razón se debe hacer al mismo tiempo.

9: El Mundo Secreto de la Bilis

La mayoría nunca lo ven. O aquellos que lo han visto probablemente no estaban prestando atención (como en la primer borrachera fenomenal de cualquier persona donde tuvieron que quedarse todo el día abrazados al inodoro, cuando el estómago se había quedado sin alcohol y otros contenidos, y lo único que quedaba por lanzar era la bilis). Para comprender realmente la bilis, debemos aprender primero de donde viene, y luego seguir con lo que hace.

La bilis es producida por los hepatocitos que están en el hígado. Un hepatocito es una célula que sintetiza y almacena proteína, sintetiza colesterol, sales biliares, y fosfolípidos, transforma los carbohidratos, y en general filtra toda la porquería que termina en tu torrente sanguíneo. Los hepatocitos constituyen el 70-80% de la masa del hígado.

El hígado es básicamente la fábrica de clasificación y producción de químicos más grande de tu cuerpo. Cualquier cosa que es de utilidad, él lo toma de la corriente sanguínea, lo procesa, y lo envía en otra forma que las otras partes del cuerpo necesiten. Cualquier cosa que no pueda usar, lo tira como desecho en los conductos hepáticos, y ese material se convierte en la bilis.

Durante la creación de la bilis, se agregan compuestos salinos y electrolitos a la corriente, la cual ambos diluyen y se incrementa la alcalinidad de la solución (los alcalinos son lo opuesto a los ácidos). Este cóctel químico fluye luego por los conductos hepáticos y se almacena en la vesícula biliar, la cual lo recoge y mantiene hasta que se llama a su liberación por el disparador hormonal colecistoquinina (CCK), que proviene del duodeno cuando siente la presencia de grasas en tu comida.

El hígado humano puede producir hasta 1 litro (apenas 1 cuarto de galón) de bilis por día, aunque el promedio es 400-800mL, similar al contenido de una lata de gaseosa. Este volumen se reduce cuando la vesicular lo concentra, a un factor cercano a 5. Cualquier sobrante de bilis que no puede ser almacenado en la vesícula biliar simplemente no tiene más opción que seguir fluyendo hacia el intestino delgado, pero en la mayoría de los casos esto no sucede a menos que la vesícula esté dañada o haya sido extirpada.

La mala absorción de grasas es el principal problema que enfrentamos después de perder nuestras vesículas – los nutrientes químicos presentes en las grasas simplemente no pueden descomponerse eficientemente sin la cantidad apropiada de bilis, y esa cantidad apropiada estará ausente si la vesícula no puede volcarla en cantidad cuando comes. Esta grasa excesiva en el tracto digestivo puede causar irritación, movimientos urgentes del intestino, gas, diarrea, y deposiciones blandas. Un exceso de bilis en el tracto digestivo también puede causar problemas similares. Encontrar un balance es crucial, y difícil, especialmente si tu vesícula está desaparecida en combate.

Otro efecto secundario desafortunado con un volumen de bilis inadecuado es que las vitaminas soluble en grasas como la A, D, E, y K no se absorben rápidamente, y esto puede causar deficiencias. Estas vitaminas *solamente* se pueden absorber en presencia de grasas, las que *solamente* pueden moverse a través de la pared celular del intestino en forma eficiente con la acción de descomposición de las sales biliares.

La alcalinidad de las sales biliares ayuda a neutralizar el ácido estomacal en el intestino delgado. Las sales biliares además son bactericidas, y son las responsables de matar muchos de los bichos que entran al tracto digestivo en tu comida. Si tu producción de bilis está reducida, la alta acidez de tus contenidos intestinales y las propiedades bactericidas reducidas de la bilis sacarán de equilibrio el balance de población de los tipos de bacteria saludable y no saludable que viven en tu sistema digestivo, llevándote a sufrir gases y pérdida de nutrientes importantes debido a las bacterias hambrientas.

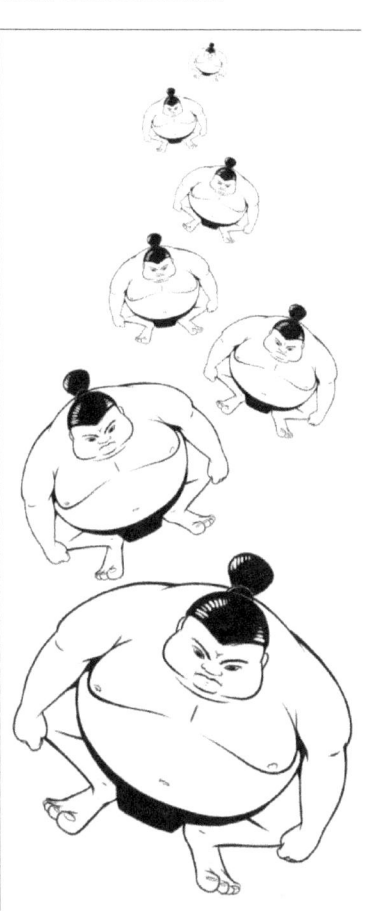

Como cualquier otro nutriente, tu cuerpo necesita grasas. Y como cualquier otro nutriente, demasiado o muy poca cantidad de estas puede causar problemas. Ahora que tu vesícula biliar no está haciendo su trabajo, debes prestar mucha atención no solo a tu ingesta de grasas, sino también a cómo se tratan esas grasas en tu sistema digestivo.

Para entender mejor todo el proceso, hagamos un viaje bizarro por las tierras feudales de tus intestinos, y conozcamos a los personajes que viven allí, y cómo interactúan con la introducción de grasas en tu comida.

La historia no podría comenzar, claro, sin grasa. Las grasas son necesarias. El cuerpo las necesita para repararse a sí mismo, para producir hormonas, para quemarla y obtener energía y para almacenar para futura energía. El hígado puede sintetizar grasas de otros componentes de tu dieta, pero debe tomar esos componentes de alguna parte – primero extrae las provisiones de nutrientes de tu corriente sanguínea, y luego comienza a tomarlos de otras partes de tu cuerpo (músculos, huesos, etc.). Por eso, para evitar que te consumas a ti mismo, debes ingerir y *absorber* grasas y ácidos grasos. Para nosotros, ingerirlos no es un problema. Es la absorción la que resulta difícil.

Tu cuerpo no puede absorber grasas en su forma natural. Si pudiera, no necesitaríamos la bilis, no necesitaríamos una vesícula biliar, y no estarías leyendo esto, yo no estaría escribiendo esto, y ambos estaríamos nadando en grasosas hamburguesas dobles con tocino y papas fritas con queso.

Las grasas no pueden ser absorbidas directamente a través de la pared del intestino; las moléculas son demasiado grandes y no son del tipo correcto. Primero deben ser descompuestas en partes más pequeñas. Por eso necesitamos una herramienta para dividir las grasas en cosas que *sí puedan* ser absorbidas por la pared intestinal.

La herramienta que usamos para descomponer las grasas es la Lipasa, una enzima producida por el páncreas y que se libera en el duodeno (intestino delgado) a través del esfínter de Oddi, el mismo pasaje por el cual fluye la bilis desde sus conductos y la vesícula biliar.

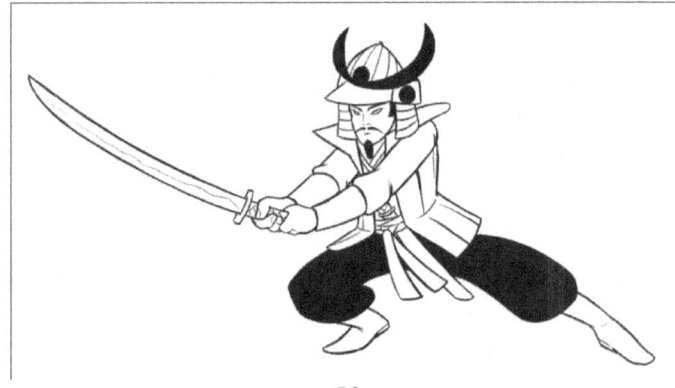

Conoce al Samurái Lipasa

El Samurái Lipasa es una de las muchas enzimas cuyo trabajo es dividir moléculas complejas en partes más pequeñas que tu cuerpo puede absorber fácilmente. El Samurái Lipasa tiene solo un trabajo: ataca a los Sumos glóbulos grasos y los divide en componentes más pequeños, solubles en agua.

Si el Samurái Lipasa no existiera, el ejército de Sumos de Grasa entraría pisando fuerte en tu intestino, causándote una terrible diarrea. Además te perderías de los valiosos nutrientes que contienen.

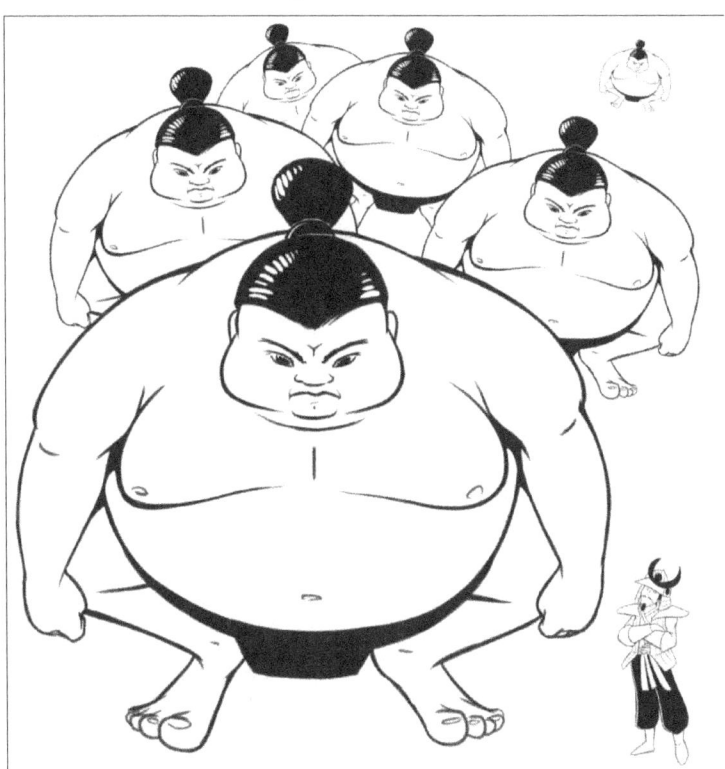

El trabajo del Samurái Lipasa no es fácil, porque las moléculas de grasa son pegajosas y tienen tendencia a agruparse para formar grandes gotas de grasa como nuestro Sumo Gigante de Grasa. Estas grandes gotas de grasa tienen una baja área de superficie comparada con su alto volumen, por lo que es extremadamente difícil para el Samurái Lipasa cortarlas en las partes que la componen. Si el Sumo Gigante de Grasa fuera más pequeño, el Samurái Lipasa podría de hecho causarle un poco de daño.

Por suerte él tiene un ejército completo de Ninjas de Sales Biliares, cuyo trabajo es desarmar a los Sumos Gigantes de Grasa en partes más pequeñas. Estos Ninjas están almacenados en tu vesícula biliar hasta que oyen el llamado de Guerra de la hormona Colecistoquinina (CCK) que es liberada por el Duodeno (el primer segmento del intestino delgado) cuando detecta la presencia de los Sumos de Grasa.

Las Sales Biliares son moléculas interesantes en el sentido que de un lado repelen el agua (hidrófobas) y el otro lado atrae el agua (hidrófilas). Lo bueno acerca del lado hidrófobo de la Sal Biliar es que no sólo repele el agua, sino que actúa como un imán para la grasa. Este atributo las hace muy buenas para emulsionar (separar y dispersar), las partículas grandes y pegajosas del Sumo Gigante de Grasa en partes más pequeñas contra las que el Samurái Lipasa puede luchar.

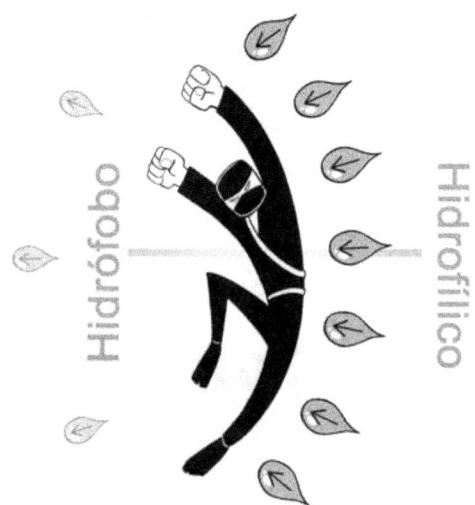

Una vez que un grupo de nuestros Ninjas de Sales Biliares entra en contacto con un Sumo Gigante de Grasa (1), tenderán a rodearlo con su lado hidrófobo y romperlo en gotas más y más pequeñas con su lado hidrófilo (2). Esto aumenta el área de superficie a la vez que reduce el volumen de cada Sumo de Grasa globular.

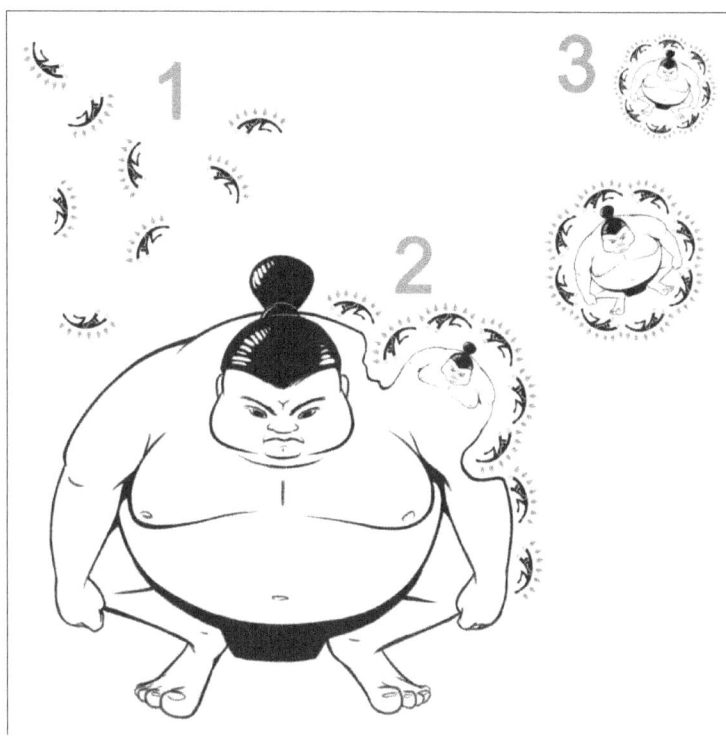

El resultado final es que los glóbulos del Sumo Gigante de Grasa se dividen en varios glóbulos del Sumo Pequeño de Grasa rodeados por una capa de Ninjas de Sales Biliares, las cuales luego son rodeadas por una cubierta de agua. Esta formación molecular se la conoce como Micela (3).

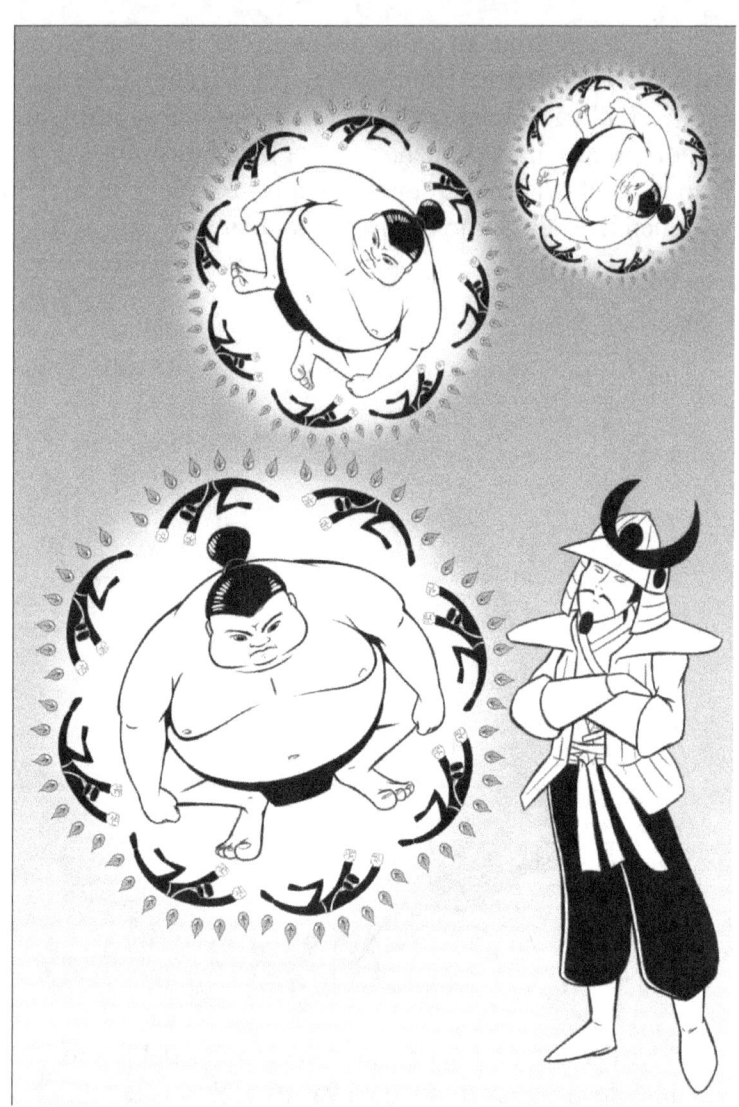

Ahora el Sumo de Grasa ha sido reducido a muchas piezas de tamaño más pequeño que el Samurái Lipasa puede controlar.

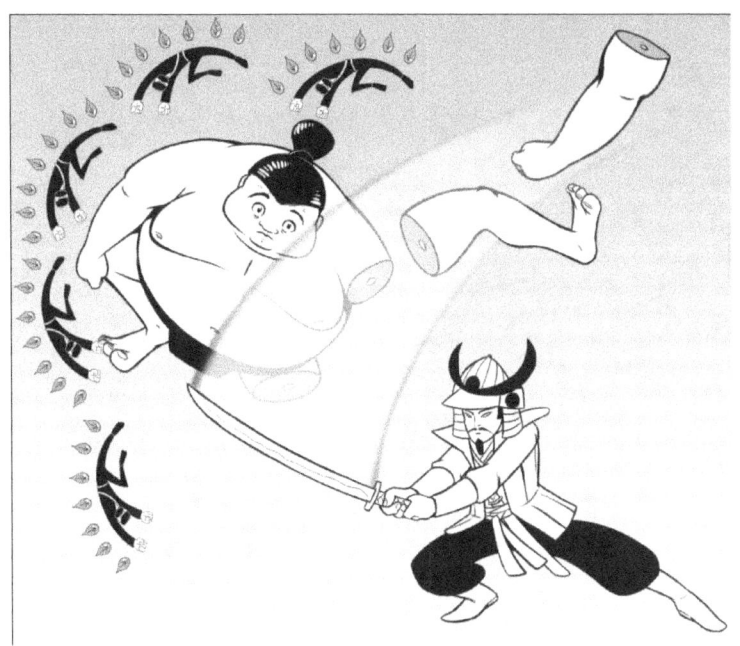

El Samurái Lipasa salta en medio de sus amigos Ninjas de Sales Biliares y rebana al Sumo de Grasa en Ácidos Grasos y Monoglicéridos.

Los Ácidos Grasos son una importante fuente de energía porque contienen cantidades relativamente altas de ATP, el combustible básico para la vida celular.

Cualquier grasa animal que ingieras contendrá diferentes cantidades de colesterol, el cual tu cuerpo necesita para formar y mantener las paredes celulares, procesar y sintetizar vitaminas, y para construir esteroides y hormonas sexuales. Ingerir grasas animales es muy importante.

Estas piezas de Ácidos Grasos y Monoglicéridos pueden ahora atravesar la pared celular del intestino y ser llevadas a la corriente sanguínea, donde se las envía a las diferentes partes del cuerpo que las necesitan, o son

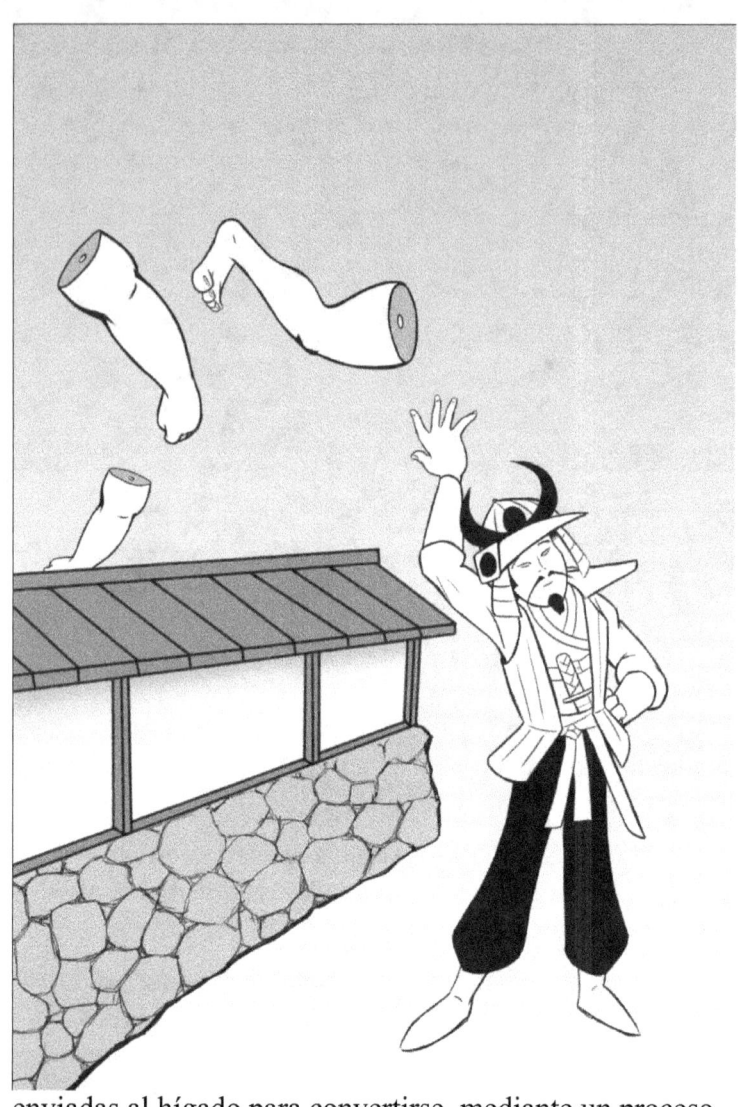

enviadas al hígado para convertirse, mediante un proceso, en otra cosa.

Una vez que las sales biliares hayan hecho su trabajo, son reabsorbidas por la pared intestinal del Íleo (la parte tercera y final del intestino delgado) y son enviadas nuevamente por la corriente sanguínea hacia el hígado, para ser secretada de nuevo como más bilis. A veces las mismas moléculas de bilis cumplirán este ciclo hasta 3 veces en una misma comida.

Necesitamos grasas y necesitamos vitaminas solubles en grasas para que nuestros cuerpos funcionen correctamente. Cuando la vesícula biliar no hace ya su trabajo, ya sea porque está bloqueada o porque ya no está allí, el cuerpo deja de recibir la nutrición apropiada, todo el sistema se sale de equilibrio, y pueden pasar muchas cosas malas como resultado.

Afortunadamente tu cuerpo aún produce bilis. Desafortunadamente, hay algo malo con su liberación: sin una vesícula biliar, no solo se filtra constantemente hacia tus intestinos cuando no debería hacerlo, sino que además no hay una provisión amplia cuando la necesitas (ej. durante una comida). Con una vesícula disfuncional hay resultados similares pero sólo porque la vesícula en sí misma está llena y se niega a cooperar porque no se le dice que debe trabajar.

Una vez que tu sistema biliar está fuera de equilibrio, trabaja de manera inadecuada en su tarea principal de brotar con fuerza para emulsionar las grasas de tu comida, y está además saboteando activamente el resto de tu proceso digestivo atrayendo demasiada agua al tracto digestivo cuando no tiene grasas que atacar.

10: Síntomas, Síndromes, y otras Locuras

Cuando el equilibrio de tu sistema digestivo es interrumpido, ya sea por un órgano poco cooperativo o faltante, puede que experimentes toda clase de efectos colaterales desagradables. Los que describo aquí no son de ninguna manera una lista completa, pero son representativos de los más comunes.

Reflujo Biliar:

también conocido como Reflujo de Bilis, o Reflujo Duodenogástrico. Este ocurre cuando la bilis fluye hacia arriba y hacia abajo en el tracto digestivo desde el duodeno hacia el estómago y/o el esófago. Si esto es algo crónico, definitivamente debes tratarlo, ya que la bilis reducirá la efectividad del ácido estomacal y creará un medio ambiente propicio para infecciones por bacterias y úlceras. Los síntomas incluyen acidez gástrica, nausea, y vomito de bilis. Las causas incluyen daños al esfínter pilórico por la cirugía, úlceras pépticas, o cirugía de vesícula.

Síndrome de Habba:

Este es un síndrome que afecta tanto a pacientes pre y post quirúrgicos. El síntoma más notable de este síndrome es la diarrea urgente y muchas veces incontrolable después de las comidas. Lee el capítulo post-cirugía para obtener información más detallada sobre el Síndrome de Habba.

Deficiencia Vitamínica:

Las Vitaminas A, D, E y K necesitan viajar a través de la pared intestinas en la espalda de moléculas de grasa para que tu cuerpo las absorba. Si las grasas en tu tracto digestivo no se descomponen y absorben de manera apropiada, tampoco lo hacen las Vitaminas A, D, E, ni K. tu cuerpo necesita estas vitaminas para funcionar adecuadamente, y las deficiencias pueden tener como resultado el deterioro de los huesos, una baja en el nivel de hormonas, y otros efectos secundarios dañinos. Lee el capítulo "Las Feas Consecuencias de la Mala Absorción" para conocer más detalles.

Gas e Hinchamiento:

Cuando el medioambiente equilibrado de tu tracto digestivo cambia por el pH (niveles de concentración de ácido), el flujo o la falta o abundancia de bilis, tus amigas las bacterias también estarán fuera de equilibrio. Tendrán un festín o pasarán hambre, encontrarán nuevos hogares donde no les corresponde, nuevos grupos se mudarán a donde los antiguos grupos se fueron, y tus tripas se convertirán en una fábrica gigante de gases. No solo eso, sino que algunos nutrientes de los que requieres de su ayuda para descomponer la comida pasarán por tu sistema más rápido, lo que significa que no estarás absorbiendo tan eficientemente como solías hacerlo. Si la población de bacterias crece en forma desmedida, ¡pueden incluso robarte los nutrientes que tanto te costó ganar!

Diarrea:

Muchas veces acompaña al gas y la hinchazón. Esto no necesita explicación, realmente. A nadie le gusta pero cuando tenemos una vesícula biliar que falta o es muy torpe, muchas veces somos los desafortunados destinatarios de la diarrea. Los efectos a largo plazo de la diarrea crónica son deficiencia nutricional y deshidratación.

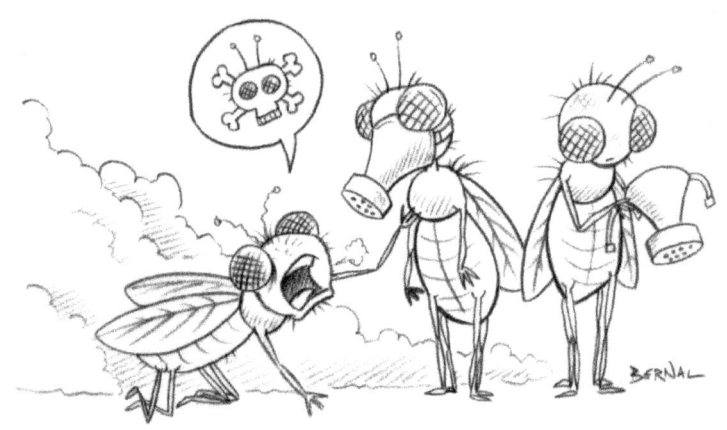

La Conexión Celíaca

La Enfermedad Celíaca es un desorden autoinmune causado por una reacción a la gliadina, una proteína de gluten que se encuentra en el trigo. La reacción causa la inflamación del intestino delgado, lo que lleva a la atrofia de la vilii (células superficiales), lo que luego causa la mala absorción de los nutrientes. La enfermedad Celíaca no es un síntoma de la disfunción de la vesícula biliar, pero puede sin duda ser una causa. Si tú estás sufriendo de problemas de vesícula deberías definitivamente hacerte un análisis de Celiaquía. Afecta a cerca del 1% de la población de los Estados Unidos.

La Enfermedad Celíaca se pone interpone en la función adecuada de la vesícula atenuando o cancelando la señal de la CCK enviada desde el duodeno. Si el duodeno no puede sentir el contenido de grasa porque su revestimiento interior está inflamado o atrofiado, no sabe enviar la hormona CCK y llamar a la acción a la vesícula.

La vesicular biliar, sin recibir la señal adecuada, se queda sentada esperando o realiza un trabajo inadecuado y no hace un esfuerzo del 100%. De esa manera, la bilis no circula de manera correcta, hay mayores chances de que se asiente y cristalice, y así se incrementa enormemente la chance de formación de cálculos biliares.

La Enfermedad Celíaca no solo causa la mala absorción de nutrientes en general debido a su naturaleza inflamatoria, sino que sus problemas están compuestos en mayor medida por una doble dosis de mala absorción causada por la producción reducida de bilis de una vesícula perezosa o que no responde. A medida que la atrofia de la cubierta interna intestinal empeora con el tiempo, pueden aparecer más síntomas y desordenes digestivos (tal como la intolerancia a la lactosa).

Síntomas de la Enfermedad Celíaca:

•Diarrea: muchas veces pálida y con olor desagradable

•Dolor y calambres abdominales

•Hinchazón

•Muchas veces diagnosticado erróneamente como Síndrome de Intestino Irritable

•Deficiencias de Vitaminas A, D, E, y K

•Deficiencia / Mala absorción de Calcio

•Crecimiento desmedido de bacterias en los intestinos

•Dermatitis Herpetiforme (DH), una erupción de piel que pica

•Úlceras en la boca

•Hipotiroidismo

•Deficiencia de Hierro

•Fatiga crónica

•Osteoporosis

•Cáncer intestinal

•Esterilidad

Detección de la Enfermedad Celíaca:

Los análisis de sangre son la manera más fácil de detectar la Enfermedad Celíaca. Los análisis que deberías hacerte son los siguientes:

•Anticuerpos IgA o tTG: Sensibilidad 90%, Especificidad 99%. IgA significa anticuerpos contra la transglutaminasa. Estos anticuerpos son muy específicos, ocurren 100% en personas con la enfermedad celíaca, y 80% en personas con DH (Dermatitis Herpetiforme). El IgA es también llamado tTG (tejido transglutaminasa). Si tu análisis es IgA positivo, hay un 97% de probabilidades de que tengas la enfermedad celíaca. Este examen da falsos-negativos ocasionales; si te da negativo, solo hay un 71% de probabilidades de que el resultado negativo sea exacto.

•IgG anticuerpos antigliadina: Sensibilidad 87%, Especificidad 91%. Este análisis muestra resultados positivos más fácilmente pero no tiene una correlación tan fuerte para probar la Enfermedad Celíaca. Por ejemplo, los resultados IgG positivos aparecen en un 21% de las personas que sufren de desordenes digestivos no relacionados con la celiaquía. Este examen no proporciona resultados positivos tan bueno como el IgA/tTG pero arroja menos falsos-negativos, y por eso deben hacerse al mismo tiempo.

Otros métodos de análisis:

•Endoscopía con biopsia del duodeno o yeyuno. La mayoría de los celíacos tienen un intestino que parece normal a través del endoscopio pero la inspección de una muestra de tejido vista a través de un microscopio revela pruebas de la enfermedad.

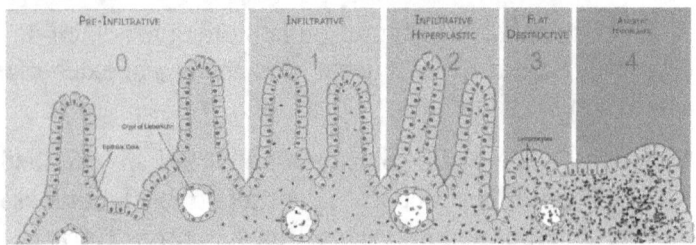

Qué hacer si tienes la Enfermedad Celíaca:

Actualmente, la única cura es seguir una dieta libre de gluten por el resto de tu vida. No hay medicamentos milagrosos. Afortunadamente la solución solo requiere buena voluntad, y no cuesta nada extra. Con tiempo, las paredes intestinales sanarán y los síntomas disminuirán o desaparecerán por completo.

Desafortunadamente, esto significa que tendrás que dejar de ingerir cualquier cosa que contenga gluten. La lista de ingredientes prohibidos que contienen gluten es la siguiente:

• Trigo

• Espelta (trigo verde)

• Kamut (variedad de trigo)

• Centeno

• Cebada

• Triticale

• Avena (si tu avena es pura, puede que no necesites excluirla; normalmente no contiene gluten pero las máquinas que procesan la avena también se usan para procesar otros granos y pueden ser contaminadas en este cruce. También hay estudios que muestran que la avena contiene secuencias de péptidos muy similares al gluten que pueden causar problemas en el 10% de los pacientes celíacos).

La lista no se termina allí; todas las cosas derivadas de los productos mencionados deben ser evitadas también:

•Pan y harinas de todas clases, con la excepción de pan de maíz puro.

•Cerveza (¡Descansa en Paz!)

•La mayoría de los tipos de whiskey

•Maltas

Lista general de cosas libres de gluten:

•Maíz

•Papas

•Arroz

•Mandioca

•Ñame (patata dulce)

•Garbanzo

•Carnes (ten cuidado con las salsas, ya que algunas usan ingredientes que contienen gluten como relleno o potenciadores de sabor)

•Vino, ron, brandy, sake, vodka, y otras bebidas espirituosas derivadas de la fruta, miel, azúcar, arroz, papas, o maíz.

Los detalles de seguir una dieta libre de gluten podrían fácilmente llenar su propio libro. Hay una cantidad interesante de libros sobre dietas libres de gluten en el mercado. Es un problema tan común que incluso está disponible el libro "Enfermedad Celíaca para Tontos" además de "Vivir Libre de Gluten para Tontos" y "Cocina Libre de Gluten para Tontos". Los tres son bastante informativos, y tienen 4 estrellas o más de puntuación en esa tienda online de libros que todos conocen.

Alergias a la Comida

Tal como la Enfermedad Celíaca (la que es en sí misma una alergia a la comida específica), otras alergias a la comida pueden causar problemas idénticos o peores.

A la mayoría de las proteínas las cortan en tajadas por amigos enzimáticos de nuestro Samurái Lipasa, se absorben en el intestino, y se envían hacia donde deben ir por medio de la corriente sanguínea. Algunas de ellas no son tan fáciles de cortar. A veces tu cuerpo carece de un Samurái particular para un trabajo en particular, y ciertos tipos de proteínas atraviesan la línea de defensa de nuestro Ejército Enzimático Samurái. Esta situación es el comienzo de una alergia a la comida.

Detrás de la línea del Samurái Enzimático hay un ejército de arqueros que disparan anticuerpos de Inmunoglobina-E con forma de flecha hacia esas proteínas sinvergüenzas. El propósito de estas flechas es etiquetar a su objetivo para que sea luego procesado por los soldados elite de tu sistema inmune.

La mayor parte del tiempo, tu sistema inmunológico se mantiene en orden y tranquilo en las varias provincias de tu cuerpo, listo en todo momento para cualquier llamado a la acción. Algunos alzamientos ocasionales tiene lugar, pero tus soldados inmunológicos de elite te defienden rápida y eficientemente con una fuerza mortal.

Cuando los Soldados de tu Sistema Inmunológico ven un grupo de proteínas con etiqueta de anticuerpo vagando por ahí sin vigilancia, se ponen de mal humor. La campaña de choque sorpresivo que emprenden como represalia por una transgresión semejante causa daños colaterales al medio ambiente dentro de ti, algunas veces es tan severo que te causa daños graves, o incluso la muerte.

Y, una vez que han identificado a estas proteínas sinvergüenzas como invitados no deseados, siguen una política de tolerancia-cero para cualquiera que encuentren en el futuro que tenga rasgos similares.

Las alergias a la comida están categorizadas en 3 grupos dependiendo de la manera en que los anticuerpos tengan su rol (o no, como puede suceder).

Reacción hipersensitiva inmediata. Puede incluir:

•Rinitis: Picazón, hinchazón, producción de moco.

•Sarpullido y urticaria.

•Conjuntivitis (ojos rojos que pican)

•Eczema

•Asma or dificultades respiratorias

•Hinchazón de la garganta

•Edema (hinchazón de la piel, especialmente alrededor de la boca y los ojos)

•Ardor de los labios, boca, orejas y garganta.

•Vómito

•Diarrea

•Indigestión severa

•Calambres

Reacción a los anticuerpos IgE o no-IgE:

•Esofagitis (hinchazón de la garganta)

•Gastritis (hinchazón/irritación del estómago)

•Gastroenteritis (hinchazón/irritación de todo el tracto digestivo)

Causado específicamente por anticuerpos no-IgE:

•Síndrome de Enterocolitis inducido por la proteína en la comida (también llamado FPIES por su sigla en Inglés)

•Inflamación del ano, recto, y/o colon.

•Enteropatía inducida por proteínas (Enfermedad Celíaca)

•Intolerancia a la Proteína de la Leche de Soja (MSPI), ocurre mayormente en niños.

•Síndrome de Heiner (sangrado de los pulmones debido a una alergia a la proteína de la leche)

Otras cosas malas que pueden ocurrir por las alergias a la comida:

•Paro respiratorio

•Paro cardíaco (ataque cardíaco)

•Shock anafiláctico (ambos muy malos)

•Serios descensos en la presión sanguínea

Las chances son que si tienes (o tuviste) una reacción grave por una alergia a la comida, sabrías sobre ella por lo habitual de las reacciones de hipersensibilidad inmediatas (irritación, urticaria, etc.). Las alergias a la comida más sutiles o engañosas son las que podemos no conocer. Estas causan daño lenta y silenciosamente durante un largo período de tiempo. Estas son la clase que hace que nuestras vesículas mueran, y ponen nuestros procesos digestivos fuera de línea.

Afortunadamente hay maneras simples de determinar si tienes alergia a la comida.

Paso 1: Vigila tus antojos con extrema desconfianza.

Los antojos de comida, aunque suene raro, son un buen indicador de las cosas a las que podrías ser alérgico.

Puede que los procesos bioquímicos en tu cuerpo tengan la culpa, aunque terminen siendo auto-destructivos.

Resolver este acertijo puede ser tan fácil como mirar las cosas que te dan antojo. Ahora, cuando digo "antojo" me refiero a algo que profundo en tu mente que debe ser satisfecho hasta llegar al punto que se vuelve una distracción. Cuando ya no aguantas más y DEBES comer esa barra de chocolate... DEBES conseguir esa hamburguesa con tocino... DEBES comer esas patatas fritas... cuentas los minutos hasta el descanso porque el sándwich de huevo y ensalada que está en la rotisería te está chupando el deseo de vivir... algunas cosas en tu heladera tienen un lugar especial porque siempre las tienes cerca (mi Coca-Cola Light, por ejemplo), y tratas de no comerlo más porque realmente no es muy saludable para ti pero no puedes dejarlo... cuando todas las demás cosas en tu vida son secundarias a obtener esa porción de lo que sea luego de que te despiertas por la mañana y terminas tu rutina matutina, *eso* es un antojo.

Haz una nota mental de los antojos que sufres, y haz una lista física, en papel, de estas comidas. Ahora analiza los ingredientes de estas comidas y ve si puedes hallar un ingrediente en común. Puede que te sorprenda.

Luego intenta dejar (¡solo temporariamente!) estos antojos de comidas adictivas por una o dos semanas y controla si hay alguna diferencia en tu popó.

Paso 2: Análisis del pinchazo en la piel.

Tendrás que visitar a un alergista para esto. Harán un mapa en una sección de tu piel (generalmente en el brazo o en la espalda) y te pincharán con pequeñas agujas cuyas puntas tienen varios agentes alérgenos comunes.

Estos exámenes no son en absoluto 100% certeros pero deberían mostrar reacciones IgE y también pueden ayudar a confirmar sospechas si has tenido varias experiencias malas repetidas con tipos específicos de comidas.

Paso 3: Análisis de sangre.

Se puede analizar tu sangre de muchas maneras para determinar si tienes una alergia a las comidas. El RAST (Prueba Radioalergosorbente) es una prueba que busca anticuerpos IgE en respuesta a agentes alérgenos específicos. Hay un tipo más específico llamado CAP-RAST que puede determinar cuántos anticuerpos aparecen para los diferentes alérgenos, para que sepas cuán reactivo es tu sistema inmunológico a diferentes irritante. Una sola muestra de sangre puede analizarse en búsqueda de varios cientos de reacciones alérgicas. La desventaja de estas pruebas es que no pueden usarse para reacciones de anticuerpos no-IgE.

Paso 4: Desafíos de comida.

Una vez que hayas reducido tus sospechas a una reacción alérgica en particular (o varias), tu doctor puede hacerte una prueba usando un experimento doble ciego con 2 cápsulas: una contiene el alérgeno, y la otra es un placebo (no contiene nada). Si experimentas una reacción a la cápsula de alérgeno verdadera y no al placebo, entonces es una prueba de que eres alérgico a esa substancia.

Paso 5: ¡Deja de comer eso!

Esto no necesita demasiada explicación. Una vez que has identificado una alergia a la comida, tendrás que aprender a vivir sin esta comida en particular por lo que resta de tu vida. De otra manera podrías causar daños terribles a tus intestinos.

Esto no será precisamente fácil. Para aquellos con alergias al trigo, huevo, soja, y/o leche, puede ser extremadamente difícil evitar estos elementos. Mira la lista de ingredientes de casi cualquier producto comestible disponible en el mercado y es casi seguro que contendrá los cuatro. El trigo y la soja son particularmente difíciles de evitar. Durante un viaje reciente al mostrador de nuestra rotisería, nos sorprendimos muchísimo al descubrir que ninguna de las carnes que había detrás del mostrador estaba desprovista de trigo o soja. ¡Te sorprenderías de saber cuán penetrante es la soja hoy en día – está en TODO!

Adopta el hábito de controlar los ingredientes de todo lo que comes para asegurarte que no contenga las proteínas pícaras que te causan dolor. Cuando dudes, no lo comas. Hay una cantidad de fuentes excelentes en internet que pueden ayudarte a tomar decisiones de comida apropiadas, tales como:

•www.Zeer.com

•http://www.glutenfreeinfo.com

•http://www.glutenfree.com/

Aun si no tienes un alergia al trigo, puede que descubras que seguir una dieta libre de trigo, o dieta Paleo, mejora las cosas. A pesar del hecho de que no tengo la Enfermedad Celíaca, luego de algunas semanas de hacer una dieta libre de gluten, descubrí que mi situación digestiva había mejorado mucho.

Aun tengo momentos en los que siento que la vida sin pan o galletitas no es digna de ser vivida, y me quiebro y como algunas. Está BIEN siempre y cuando no lo hagas con frecuencia. Debes saber en lo que te estás metiendo, y que probablemente te sientas como una basura después de satisfacer tu antojo (no solo moralmente sino físicamente). Los biscochos de chocolate son demasiado buenos para dejarlos pasar; ¡envíenme la tumba temprana!

Apocalipsis Post-Vegano

Randy, un ex-compañero de trabajo, pasó por una etapa de su vida en la que no comía nada más que ensaladas baja calorías y vegetales. En el desayuno, almuerzo y cena. Por más de un año tuvo mucha firmeza y nunca tocó la carne o comida grasosa.

Luego, un día se quebró y se dio un banquete de la hamburguesa doble más grasosa, lamosa y repulsiva que pudo encontrar. Tuvo un ataque instantáneo de cálculos biliares, fue hospitalizado, y le extirparon su vesícula.

Él no es el único de quién he escuchado esta historia. A través de todas mis conversaciones sobre "¿Cómo perdiste tu vesícula?" con amigos y extraños, es un tema recurrente: pérdida de vesícula biliar, que sigue a un exceso de comida grasosa, que sigue a una dieta estricta de bajas calorías o vegetariana.

Antes de decirte por qué sucede esto, tendré que decirte algunas cosas que tal vez no quieres escuchar. Tu cuerpo evolucionó para comer, digerir, y procesar carnes y grasas animales. Si tus ancestros no se hubiesen alimentado regularmente de animales sabrosos, no estarías aquí para leer el libro.

Como resultado de esta evolución, tienes una vesícula biliar. No es un órgano vestigio como el apéndice. Tiene un propósito, y necesita ejercicio regularmente.

Lo que sucede cuando haces que tu cuerpo funcione con una dieta baja en grasas o estrictamente vegetariana por un período largo es que la vesícula biliar no obtiene un buen ejercicio. Está diseñada para manejar grandes cargas de grasa y las necesita de vez en cuando para mantenerse saludable. Si no hay necesidad de que expulse una gran producción de bilis, su contenido no circulará bien, y la tendencia de la bilis a cristalizarse y formar cálculos dentro de ella aumentará en gran medida.

Además, la abundancia de fitoesteroles (colesterol basado en plantas) y la falta de colesterol animal crea un medio ambiente hormonal en tu cuerpo que te predispone a una actividad reducida de la vesícula biliar y un riesgo aumentado de formación de cálculos biliares (lee el capítulo "Colesterol" para datos más específicos).

Entonces, un día, cuando esa hamburguesa con queso o ese balde de pollo frito te golpee y te saque de tu dieta vegetariana estricta, tu vesícula no estará bien preparada para manejarlo con los cálculos que se han formado dentro suyo mientras acumulaba polvo en ese rincón olvidado de tus tripas.

Esto no significa que todos los vegetarianos o quienes llevan una dieta baja en grasas tendrán cálculos – simplemente aumenta tu riesgo.

Si y mientras estás en estas dietas, deberías asegurarte de comer una comida con grasas al menos una vez a la semana. No necesita tener grasas animales (ensaladas con mucho aceite de oliva servirán – además el aceite ayudará a transferir las vitaminas solubles en grasa que hay en la ensalada).

Dejando de lado los asuntos morales, realmente te estás perdiendo de cosas buenas que tu cuerpo necesita legítimamente si evitas la carne.

Al menos come algo de huevos o leche. No son hermosos pero al menos saben bien y contienen grasas animales.

11: Síntomas Post-cirugía

Si ten han extirpado la vesícula biliar y las cosas no van bien con tu digestión, puede que estés experimentando los siguientes problemas.

Síndrome post-colecistectomía:

También conocida como PCS, es un grupo de síntomas causados por los cambios en el flujo de la bilis debido a la pérdida de la vesícula. Afecta apenas al 15% de los pacientes a quienes les extirparon la vesícula. Afortunadamente, la causa del PCS puede ser identificada en el 95% de los pacientes.

PCS consiste de dos problemas primarios:

•Aumento del flujo biliar hacia el tracto gastrointestinal (GI) superior, causando esofagitis y gastritis. Es similar al reflujo ácido.

•Aumento del flujo biliar hacia el tracto gastrointestinal inferior causando diarrea y dolores o molesticas en el bajo abdomen con cólicos.

Lo que causa el PCS es que una vez que la vesícula es extirpada, se altera la circulación de la bilis en todo el sistema GI. La secreción de bilis cuando estás ayunando (cuando no comes) es mayor porque la vesícula biliar ya no está allí para almacenarla. Por eso no tiene donde ir más que a tus intestinos, donde entra sin tener otras cosas que la contrarresten (como ácidos estomacales, comida, etc.). Entonces puede causar irritación, efectos laxantes, y espasmos del tracto GI y del colon. O puede quedarse en tu estómago y causar un desastre allí también.

En un estudio realizado sobre el PCS por el Dr. Peterli, una mayoría del 65% de los pacientes no tenía síntomas. Sin embargo 28% tenía síntomas leves, 5% tenía síntomas moderados, y 2% tenía síntomas severos. El mismo estudio también descubrió que la gran mayoría de los síntomas eran causados por desorden funcional del sistema biliar (tal como el esfínter irritable) en un 26%. Las otras causas de conflicto eran menores: enfermedad péptica 4%, dolores de la herida 2.4%, cálculos 1%, fluido sub-hepático 0.8%, y hernia incisional 0.4%.[1]

Un estudio diagnóstico completo de PCS debería incluir los siguientes exámenes de laboratorio. Muchas de estas pruebas son comunes, accesibles, y pueden realizarse en cualquier laboratorio de análisis de sangre del mundo:

•**(CSC) Conteo Sanguíneo Completo** para verificar la existencia de cualquier enfermedad o infecciones.

•**Panel Metabólico Básico (BMP)** contiene exámenes para un amplio rango de elementos nutricionales.

•**Prueba de Amilasa** para comprobar enfermedades pancreáticas.

•**Panel de Función Hepática (HFP)** para verificar el estado del funcionamiento de tu hígado (o la falta del mismo).

•**Tiempo de Protrombina (PT)** el cual es un examen de las habilidades para coagular de la sangre (coagulación), un indicador del estatus de la vitamina K y una manera de verificar cualquier daño posible en el hígado.

Los exámenes por imágenes de PCS pueden incluir:

•Esofagografía

•Seguimiento del sistema gastrointestinal superior y del

---

[1]   PeterliR,MerkiL,SchuppisserJP,AckermannC,HerzogU,TondelliP.[Quejas post-colecistectomía un año después de la colecistectomía laparoscópica. Resultados de un estudio prospectiva de 253 pacientes]. *Chirurg*. Enero 1998;69(1):55-60. [Medline].

intestino delgado (de las siglas en inglés SBFT) para controlar la existencia de esofagitis o enfermedad de reflujo gastroesófago (ERGE/Reflujo) y la enfermedad de úlcera péptica (EUP).

•Esofagastroduodenoscopía (EGD) que puede reemplazar la batería anterior de diagnósticos por imágenes.

•Un escaneo CT si no puedes hacerte los exámenes anteriores.

•Un ultrasonido para verificar la dilatación del conducto biliar común.

•Un ERCP, o colangiografía (o su nombre largo Colangio-pancreatografía Endoscópica Retrógrada) descripto en la sección "Identificando los Cálculos Biliares" más arriba. Se lo describe como el mejor método, sin dudas, para identificar las causas del PCS, ya que puede identificar problemas post-cirugía, cálculos ocultos u obstrucciones, y se puede ser testigo directo de la actividad y dilatación de los conductos biliares y del comportamiento adecuado o no del Esfínter de Oddi. Además de ser una excelente herramienta de diagnóstico, puede utilizarse para tratar muchos problemas potenciales hallados durante el procedimiento de exploración.

Tratamiento del PCS:

Los tratamientos pueden ser medicinales o quirúrgicos. Pueden ser tan simples como agregar a la dieta aditivos alimentarios tales como fibra. Los antiespasmódicos o sedantes también pueden ser de ayuda. La colestiramina ha probado ser excelente en el tratamiento de la diarrea asociada con el PCS y con el Síndrome de Habba (lee más abajo). Los antiácidos, bloqueadores de histamina, antagonista de receptor H-2 o inhibidores de la bomba de protones tales como el Pepcid, Zantac, y Prilosec, pueden ayudar con los síntomas de reflujo. El Lovastatin también muestra resultados prometedores, sin embargo las estatinas son potencialmente peligrosas para el uso prolongado. En la mayoría de los casos no se necesita cirugía. Y, como siempre, la cirugía sólo debe considerarse como un último recurso. El procedimiento ERCP (descripto anteriormente) puede evaluar si un procedimiento quirúrgico sería beneficioso o incluso necesario. Si hay por ejemplo, cicatrizaciones problemáticas, adherencias u otros daños en los conductos biliares como resultado de la colecistectomía, puede ser necesario remover quirúrgicamente el tejido de cicatriz o realizar un bypass biliar. En el caso de daño en el esfínter o escarificación, puede ser necesario extirpar el esfínter por completo.

Síndrome de Habba:

El Síndrome de Habba, nombrado así por el Dr. Saad Habba, su descubridor, muchas veces se diagnostica erróneamente como IBS. Muchas veces tiene como resultado diarrea acuosa crónica y urgente, especialmente después de las comidas. En lo que se diferencia del IBS es que no sólo es causado por úlceras en el tracto digestivo; también lo causa la mala absorción de las sales biliares en el intestino delgado. El IBS generalmente está acompañado de calambres; el Síndrome de Habba no. Las personas que intentan tratar el Síndrome de Habba con drogas apuntadas al IBS no verán resultados positivos.

Las características del IBS vs. Síndrome de Habba son las siguientes:

IBS	Síndrome de Habba
Dolor Abdominal/calambres	Ausencia de dolor abdominal.
Hábitos intestinales alternados: tanto constipación como diarrea.	Siempre diarrea post-prandial (después de comer).
No cambia con el ayuno.	Mejora con el ayuno.
Función normal de la vesícula biliar	Función reducida de la vesícula biliar
Buena respuesta a los antiespasmódicos	Mala respuesta a los antiespasmódicos
Respuesta impredecible a las resinas de ácidos biliares	Excelente respuesta a las resinas de ácidos biliares

La diarrea asociada al Síndrome de Habba puede ser difícil o imposible de controlar. Los que la sufren muchas veces ponen como su prioridad el "mapa del baño" cuando están en lugares públicos para saber siempre hacia donde correr cuando aparecen sus síntomas.

Mientras que solo se ha escrito sobre este síndrome desde el 2000, se cree que la causa es la disfunción de la vesícula biliar o la mala absorción de las sales biliares; algunas personas que aun tienen su vesícula sufren este síndrome. 1 de cada 15 personas que han pasado por la extirpación de su vesícula también sufren el Síndrome de Habba.

Cuando las sales biliares no se reabsorben en la parte final de intestino delgado (íleo), pasan al intestino grueso y luego atraen agua en el nivel molecular, lo que causa diarrea. Las mismas sales biliares pueden causar irritación en el intestino grueso y espasmos del colon.

La colestiramina ha probado ser una excelente medicina para tratar la diarrea tanto del Síndrome de Habba y del PCS. Es una resina que se mezcla con agua y se toma en forma oral, generalmente 30 minutos antes de las comidas. Es efectiva dentro de las 24-48 horas. Muchos pacientes, el autor incluido, han descubierto que sus vidas fueron devueltas de manera milagrosa gracias a dosis diarias de colestiramina. Esta medicina también se vende bajo el nombre Questran, Questran Light (sin azucar), y Cholybar. Otros secuestrantes de ácido biliar que hacen el mismo trabajo se venden bajo el nombre Cholesevelam, Cholestagel, Welchol, Colestipol, y Colestid.

La colestiramina funciona atrapando sales biliares y haciéndolas inertes. El compuesto inerte luego pasa en tu excremento. Las sales biliares desactivadas que luego pasan a tu intestino grueso no pueden ya atraer agua o causar irritación, curando así la diarrea urgente.

Los pacientes de la enfermedad de Crohn a quienes les han extirpado quirúrgicamente su íleo sufrirán de mala absorción de sales biliares, y por eso padecerán los mismos síntomas que las personas con el Síndrome de

Habba. Por eso no debe sorprender que los traten con Colestiramina.

Como la provisión de bilis de tu cuerpo no está siendo reabsorbida y reciclada, se extrae colesterol de tu corriente sanguínea para abastecer la producción de bilis. Esto tiene un potencial negativo. Tu cuerpo requiere colesterol para reparar las paredes celulares, crear hormonas sexuales, y mantener tu cerebro y tu sistema nervioso funcionando de manera adecuada. Si no mantienes a mano una provisión adecuada para que use tu cuerpo porque se está yendo por el inodoro, los efectos a largo plazo pueden ser perjudiciales. Para más información sobre las deficiencias y la mala absorción, sigue leyendo el siguiente capítulo.

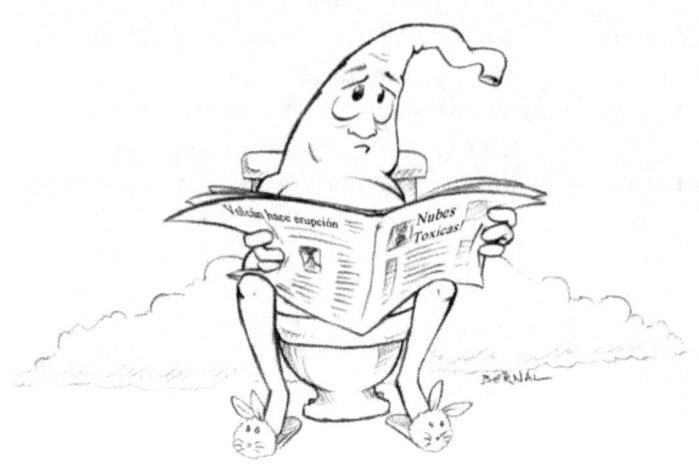

12: Las Feas Consecuencias de la Mala Absorción

Cuando tu cuerpo ya no digiere adecuadamente, tampoco absorbe nutrientes de manera apropiada. Lo siguiente puede ser resultado de una vesícula disfuncional, o de su extirpación:

Vitaminas Solubles en Grasa y Deficiencias:

Algunas vitaminas solo se pueden absorber si se transportan a través de la pared intestinal en el lomo de una molécula de grasa. Estas vitaminas son la A, D, E, y K. Si el cuerpo tiene una ingesta inadecuada de estas vitaminas, pueden surgir algunos problemas de salud. Sin embargo, ten en cuenta que tomarlas en cantidades extremas es tóxico y puede llevar a padecer numerosos inconvenientes con la salud. Es más fácil de tener una sobredosis de estas (hipervitaminosis) que de las vitaminas solubles en agua, ya que se acumulan en el hígado y en los tejidos grasos del cuerpo, y se eliminan mucho más lento, manteniéndose en tu sistema por un período de tiempo más largo.

Las vitaminas solubles en grasas no se destruyen durante la cocción de la comida que las contiene.

Vitamina A

Ingesta diaria normal: 600-900 migrogramos

La Vitamina A consiste en Retinol, Retinal y cuatro Carotinoides incluyendo Beta Caroteno (un precursor de la vitamina A). Tiene un rol importante en la producción y desarrollo de los huesos y dientes, en la reproducción, la división de células, la expresión de los genes, y la mantención de las membranas mucosas.

Fuentes de la Vitamina A: Mayormente fuentes animales, incluyendo:

•Huevos

•Carne

•Leche/productos lácteos

Fuentes de Beta Caroteno:

•Verduras de hojas verdes

•Vegetales de colores vivos (zanahorias, pimientos dulces)

Síntomas de la Deficiencia de Vitamina A:

•Ceguera nocturna: dificultad o inhabilidad para ver en lugares con poca iluminación. Esto da un significado real a la leyenda urbana de que comer zanahorias puede ayudarte a ver en la oscuridad.

•Keratomalacia (sequedad de la cornea del ojo)

Síntomas de la sobredosis de Vitamina A:

•Defectos de nacimiento

•Problemas en el hígado

•Densidad mineral reducida en los huesos, osteoporosis, y crecimiento grueso de los huesos

•Decoloración, sequedad y descamación de la piel

•Pérdida de cabello

•Dolor en la articulaciones

•Dolores de cabeza

•Fatiga

•Nausea

•Presión intracraneal (Hipertensión idiopática intracraneal)

•Inflamación en las comisuras de la boca (Queilitis Angular)

Vitamina A

Vitamina D

Ingesta diaria normal: 10 microgramos

La Vitamina D, además de la ingesta dietaria, es producida por el cuerpo cuando se lo expone a la luz del sol. Se utiliza para equilibrar el uso y absorción de calcio y fósforo en el cuerpo, y tiene un papel importante en la producción de los huesos. Las dos formas más comunes de Vitamina D son la D2 y D3.

Fuentes de Vitamina D:

•Rayos del sol en tu piel

•Queso

•Manteca y margarina

•Pescado

Síntomas de la deficiencia de Vitamina D:

•Trastorno Afectivo Estacional (de las siglas en inglés SAD), una forma de depresión también conocida como "Tristeza del Invierno". Los protectores solares con un nivel de protección tan bajo como FPS-8 pueden inhibir más del 95% de la producción de Vitamina D en la piel.

•Raquitis (deformidad de los huesos largos, ablandamiento y enflaquecimiento de los huesos)

•Osteoporosis

•Osteomalacia (enflaquecimiento de los huesos)

Síntomas de la sobredosis de Vitamina D:

•Deshidratación

•Vómitos

•Apetito disminuido (anorexia)

•Irritabilidad

•Constipación

•Fatiga

•Hipercalcemia (niveles elevados de calcio en la sangre)

•Hipertensión

Vitamina D2

Vitamina D3

Vitamina E

Ingesta diaria normal: 10 miligramos

El papel principal de la Vitamina E es el de un antioxidante, que protege a las células sanguíneas y los ácidos grasos de ser destruidos por los radicales libres. La falta de vitamina E causa problemas neurológicos que surgen de una conducción nerviosa escasa. La deficiencia de Vitamina E raramente ocurre como resultado de una mala dieta, pero se ve muchas veces en personas que no pueden absorber las grasas contenidas en su alimentación. Esos seríamos *nosotros*.

Fuentes de Vitamina E:

•Maíz

•Nueces

•Aceitunas

•Palta

•Verduras de hojas verdes

•Aceite vegetal

•Germen de trigo

Síntomas de la deficiencia de Vitamina E:

•Disfunción neuromuscular

•Ataxia cerebelosa (degradación progresiva del andar y de la coordinación de las manos, el habla, los ojos)

•Anemia

•Debilidad muscular

•Degradación de la retina y eventual ceguera

Síntomas de la sobredosis de Vitamina E:

•Piel ruborizada

•Aumento del sangrado (la Vitamina E es un anticoagulante)

Vitamina E

Vitamina K

Ingesta diaria normal: 80 microgramos

La Vitamina K es producida en nuestro sistema digestivo por una bacteria amigable. También es suministrado por lo que comemos. Actúa principalmente en la coagulación de la sangre y la salud de los huesos. Las personas con desequilibrios digestivos (tales como la diarrea) que pueden causar la falta de bacterias intestinales adecuadas, o poblaciones no apropiadas de bacterias intestinales adecuadas (por ejemplo: nosotros, con una función digestiva inadecuada) son las más propensas a sufrir deficiencias de Vitamina K.

Fuentes de Vitamina K:

•repollo

•coliflor

•brócoli

•remolacha

•espinaca

•espárragos

•verduras de hojas verdes

Síntomas de deficiencia de Vitamina K:

•Osteoporosis

•Enfermedad coronaria

•Anemia

•Formación de moretones con facilidad

•Encías sangrantes

•Sangrado de la nariz

•Sangrado menstrual intenso

Síntomas de la Sobredosis de Vitamina K:

•Sarpullido o erupción cutánea

•Diarrea

•Nausea

•Vómitos

•Anemia

•Daño en el hígado

Vitamin K1

Vitamina K2

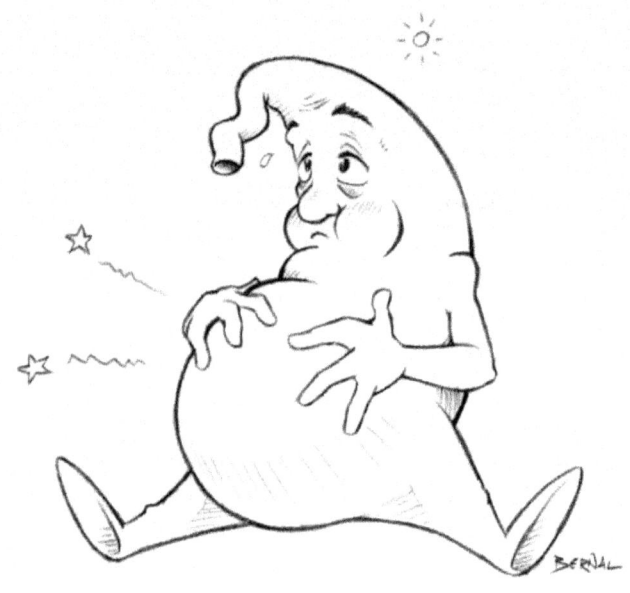

13: Nuestro Amigo el Colesterol

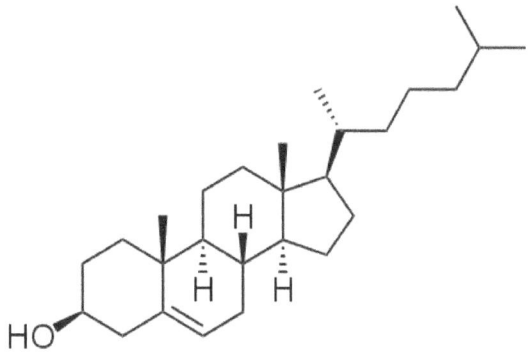

Colesterol

Ingesta diaria normal: 300 miligramos

El colesterol tiene muy mala prensa pero es absolutamente, esencialmente vital para la vida tal como la conocemos. El colesterol es el responsable de la construcción, permeabilidad, y fluidez de las membranas celulares, la producción de bilis, y la síntesis de hormonas y Vitamina D. Es el combustible que le da fuerza a tu cerebro, y sin él tu cuerpo dejaría de funcionar por completo. Literalmente te caerías a pedazos.

El colesterol entra en juego tanto por la ingesta diaria como por síntesis. Como es un compuesto requerido para el metabolismo celular en muchos niveles, tu hígado y otras glándulas (llamado también sistema linfático) lo producirán de otras partes componentes cuando sea necesario. Si tu cuerpo necesita colesterol y no puede obtenerlo de las provisiones disponibles en el torrente sanguíneo (ej. ingesta diaria) lo conseguirá de otras partes de tu cuerpo. Y si no puedes conseguir una provisión adecuada del autocanibalismo, tu cuerpo comenzará a clausurar otros procesos importantes, aunque menos vitales, tal como la producción de hormonas. Esta es la razón por la cual los seres humanos simplemente no pueden sobrevivir sin él, sin importar cuán guerrilleros sean acerca de su salud y su dieta.

Las enfermedades cardíacas son la principal causa de muerte en los Estados Unidos. Hay una fuerte relación entre el colesterol y la enfermedad cardíaca – después de todo, la enfermedad cardíaca no sería posible sin el colesterol. Pero la causa y el efecto de una enfermedad coronaria no son tan simples – el colesterol es sólo un actor en una trama complicada, y echarle toda la culpa sería erróneo. Explicaremos esto con más detalle a medida que exploramos los otros actores grasos y cómo conspiran para ayudar a tu salud, o a tu muerte.

Despejemos algunos de los mitos e ignorancia que rodean al colesterol…

Cuando escuchas hablar de colesterol "bueno" y "malo", esos nombres no se refieren al colesterol específicamente, sino a su mecanismo de entrega. Verás, el colesterol es siempre colesterol – no es bueno ni malo, es simplemente el equivalente a una caja de herramientas fabricada para tus células, la mayor parte de la cual se fabricó en tu hígado, y luego fue enviado a las extensas provincias de tu cuerpo. Sin embargo no puede viajar por sí mismo. Necesita un vehículo de transporte.

Hay muchos vehículos en los que puede viajar, y algunos de ellos son más "confiables" que otros. Es este vehículo, no el colesterol en sí mismo, lo que determina su "bondad" o "maldad". Esta manera errónea de nombrarlo y etiquetarlo es poco afortunada, porque hace que las personas tomen malas decisiones relacionadas con su dieta, y dejen de consumir colesterol cuando lo necesitan.

El colesterol, como un tipo de grasa, no es soluble en agua, y por eso no se diluye en la sangre. Para poder trasladarse por tu cuerpo debe viajar dentro de una molécula de lipoproteína. La lipoproteína es como un camión, y el colesterol es su carga. El hígado es la estación central de transporte en tu cuerpo.

Estos camiones de lipoproteínas tienen cinco tamaños diferentes, en orden del más grande al más pequeño:

Cilomicrones:
Estas gigantes moléculas lipoproteícas de carga pesada son las responsables de transportar grasas, ácidos grasos, y colesterol dietario desde el intestino al hígado. Son fabricadas 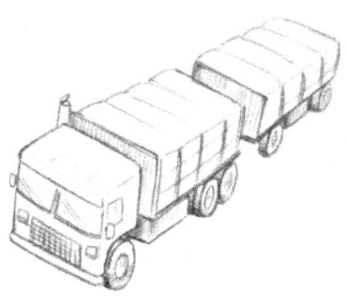 por el intestino, se usan para que hagan su trabajo, y luego las descompone el hígado para hacer otras formaciones de lipoproteínas...

LMBD (Lipoproteínas de Muy Baja Densidad): Estos son los camiones estándar de lipoproteínas fabricados por el hígado. Transportan colesterol sintetizado en el hígado hacia otras células del cuerpo. A medida que se vuelven usados, se degradan Lipoproteínas de Densidad 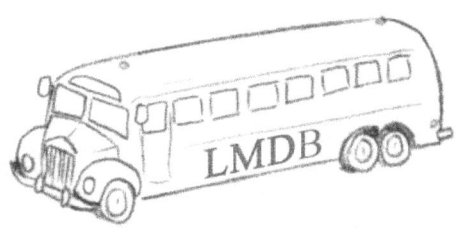 Intermedia (LDI) y finalmente a Lipoproteínas de Baja Densidad (LBD).

LDI (Lipoproteína de Densidad Intermedia): Estas son moléculas degradadas de LMBD, camiones viejos que han tenido mejores tiempos. Aún pueden realizar su trabajo, pero finalmente, cuando vuelven al hígado, serán rehabilitadas como LBD.

LBD (Lipoproteína de Baja Densidad): Estos son los caballos de carga para la entrega de colesterol. Su trabajo es transportar colesterol desde el hígado hacia otras células. Principalmente, viajan por las rutas de salida desde el hígado hacia otras células, pero a veces pueden usarse para tomar colesterol de otros tejidos y llevarlo de nuevo hacia el hígado.

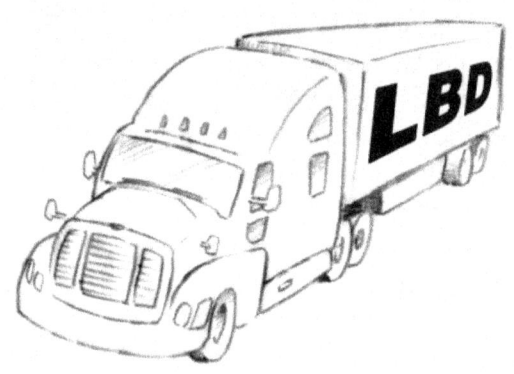

LAD (Lipoproteínas de Alta Densidad): Estos vehículos de carga menor reciben su llamado a la acción para recoger colesterol de los tejidos del cuerpo y debe llevarlos hacia el hígado u otros órganos productores de esteroides tales como los testículos, ovarios y glándulas suprarrenales.

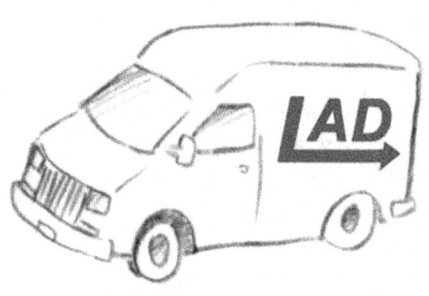

Tanto el tipo de camión como las células de

destino afectarán el transporte del pasajero colesterol. Cuando una célula requiere colesterol, o desea deshacerse del colesterol extra, abrirá un "estacionamiento" en la membrana de su célula, llamado receptor.

Estos espacios de estacionamiento receptores se construyen para que quepan ciertos tipos específicos de vehículos lipoprotéicos. Si uno de estos camiones específicos pasa por allí cuando se abre el espacio, estacionará.

Las células que quieren desechar colesterol abrirán espacios de estacionamiento principalmente para LAD, y las células que necesitan más colesterol abrirán espacios para LBD. Es posible que las células que descargan colesterol extra hagan señales para que paren los camiones de LBD en un proceso que se llama "transporte reverso de colesterol".

Los distintos vehículos no solo llevan el colesterol de una célula a otra; pueden encontrarse a mitad de la ruta e intercambiar sus cargas y partes de repuesto. Una parte de este intercambio entre LDI y LAD resulta en la estilización del LDI a LBD.

Los vehículos de entrega que más nos preocupan son los LAD y LBD.

Los LAD ayudan a combatir la oxidación, inflamación, placa arterial, y la acumulación de plaquetas, que son las fuentes de las enfermedades cardíacas. La recomendación médica actual dice que el 30% del contenido de tu colesterol en sangre debe ser LAD.

Los hombres están genéticamente predispuestos a tener niveles mucho más bajos de LAD en su torrente sanguíneo que las mujeres, lo que explica por qué es mucho más probable que los hombres sufran enfermedades del corazón que las mujeres.

Los vehículos de LBD son más grandes que los de

LAD, sus superficies no son tan suaves, y no son tan maniobrables. El LBD es como el carro viejo contraparte de la esbelta figura del LAD.

Las moléculas de LBD causan problemas cuando se las llama para entregar colesterol sanador a los tejidos inflamados; particularmente a las paredes arteriales. Después de estacionar y dejar su carga, las moléculas de LBD tienen la tendencia de trabarse en el "estacionamiento", enredadas en glicoproteínas de la pared celular del tejido arterial.

Para empeorar las cosas, el camión que está indebidamente estacionado llama la atención de los glóbulos blancos, los que, actuando como agentes de tránsito remolcando un auto, rodean y engullen la molécula de LBD y luego se endurecen en el lugar.

Lo que es más, ¡la pobre célula que había pedido ayuda para reducir su inflamación ahora tiene más basura pegada a ella lo que causa aún *más* inflamación! Este proceso es el que causa la acumulación de placa arterial, lo que crece hasta formar una obstrucción arterial, lo que después causa ataques cardíacos y apoplejías.

Un Día en la Vida del Colesterol

El colesterol entra en tu dieta por primera vez como leche materna. El mismo se transfería hacia ti desde el torrente sanguíneo de tu madre mucho antes de ese momento, pero para darle suficientes provisiones a tu cerebro y tu cuerpo en rápido desarrollo después de tu nacimiento, necesitas una buena fuente de colesterol, y la encontrarás en la leche de tu madre.

Una vez que tienes la edad suficiente para ingerir alimentos sólidos, tu ingesta principal de colesterol llega en forma de carne, huevo, queso, y mariscos. Es posible obtener colesterol en tu dieta por medio de plantas en forma de fitoesteroles (aceites de plantas) pero aparecen en volúmenes significativamente menores en forma de vegetales. Volveremos a los fitoesteroles en un rato.

Cuando ingieres alimentos que contienen colesterol, el mismo es aislado en micelas biliares durante la digestión. Los lípidos entonces se destruyen por acción de la lipasa y son absorbidos por las células epiteliales de tu intestino. Estas células luego se reacomodan y empujan estos lípidos hacia el otro lado hasta los camiones de transporte del quilomicrón que los llevan al hígado, a través del torrente sanguíneo, para ser procesados.

Tu hígado es la fábrica más grande de tu cuerpo para la producción de colesterol y hormonas. También fabrica los distintos vehículos de lipoproteína LDMB, LDB, y LAD responsables de llevar las moléculas de colesterol desde y hacia las distintas células de tu cuerpo.

Para aumentar tus niveles de LAD, se recomienda que aumentes tu ingesta diaria de ácidos grasos Omega-3 y Omega-6. Describiremos los ácidos grasos y lo que hacen en el próximo capítulo.

El cuerpo humano necesita ingerir un promedio de 300mg de colesterol diario (el equivalente a 2 yemas de huevo) para un mantenimiento adecuado. Esto es adicional a los 3000mg (3gr) que sintetiza a diario. Si estás más activo, por ejemplo haces levantamiento de pesas o realizas trabajos o ejercicios físicos agotadores, tu cuerpo necesitará más para poder reparar tus tejidos y mantener tu metabolismo alto.

La Mayoría de la actividad del colesterol en tu cuerpo involucra una síntesis y reciclaje. 20-25% de la síntesis del colesterol ocurre en el hígado. Lo que queda se realiza en los intestinos, glándulas suprarrenales, y órganos reproductivos.

Estos órganos toman varios nutrientes y componentes químicos en el cuerpo y los reorganizan

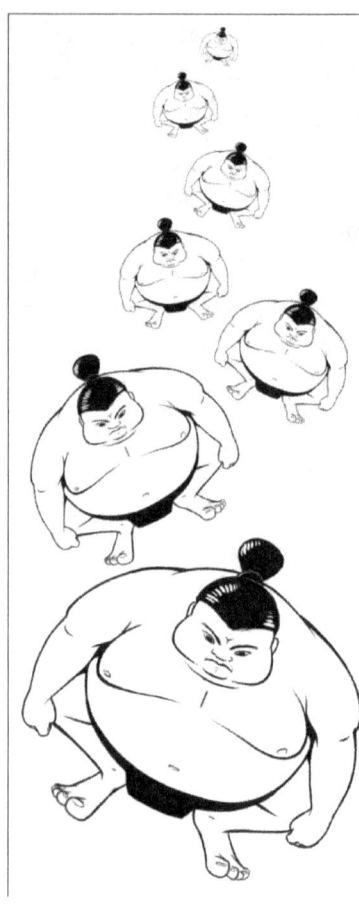

formando colesterol para usarse cuando sea necesario. A través de este desmenuzamiento y re-ensamble químico, una parte de tu "balance bancario" de colesterol se pierde, y ese saldo faltante se debe volver a depositar a través de tu ingesta diaria.

El colesterol se pierde o se consume simplemente porque es constitutivo de muchas cosas: se usa para construir y enmendar membranas celulares, se convierte en hormonas, o vitaminas, o se elimina en forma de bilis (5% del cual, en promedio, no se reabsorbe). Las células de tu cuerpo se dividen y se reproducen, o mueren, o se desechan: 40-50,000 células cutáneas al día por ejemplo. Cada división celular necesita más colesterol para proveer a sus membranas celulares, y cada célula desechada lleva consigo un poco de esa membrana celular, y de esa forma también colesterol.

Si no obtienes tus 300mg de colesterol diario de tu dieta, significa que tu cuerpo debe tomarlo de otras Fuentes. A medida que se queda sin nutrientes de transmisión sanguínea, tu cuerpo desacelerará o cancelará la producción de cosas que requieren colesterol:

•Hormonas sexuales tales como estradiol, testosterona, y progesterona, aldosterona, ácido retinoico, y vitamina D

•Cortisol, que es responsable del control del azúcar en sangre y de las defensas inmunológicas.

•Aldosterona, que regula la hidratación celular, las sales, y la función hepática.

Es más, si tu cuerpo continúa careciendo de fuentes frescas de colesterol, comenzará a desmantelar y canibalizar sus propias células vivientes. Obviamente no quieres estar en esta situación.

Para hacer la historia corta, tu cuerpo necesita un "saldo de cuenta" mínimo de colesterol para mantenerse saludable. Lo que debes recordar es que una persona normal necesita 300mg de colesterol cada día como provisión debido a que tienen tejido animal viviente que necesita reabastecer sus membranas celulares, y si no proporciona esa cantidad esta persona comenzará a descomponerse a nivel celular y eventualmente morirá.

Sabiendo esto, te parecerá extremadamente frustrante rebuscar en toda la desinformación ignorante en los libros y en internet, especialmente si la divulgan organizaciones como la Asociación Americana del Corazón, cuyo sitio web dice, "Típicamente el cuerpo fabrica todo el colesterol que necesita, por lo que las personas no necesitan consumirlo." [2] Si eso no te hace querer tirarte frente a un autobús, no sé qué otra cosa lo hará. No es sorpresa que la gente no pueda educarse acerca de la verdad sobre las grasas y el colesterol -- ¡¡los mismos lugares donde acuden en busca de información son incorrectos!!

La Tormenta Perfecta de la Enfermedad Cardíaca

Las enfermedades cardíacas son la principal causa de muerte en los Estados Unidos. Al principio, y en

[2] http://www.americanheart.org/presenter.jhtml?identifier=4488

algunos casos actualmente, se creía que la causa principal era un nivel alto de colesterol en sangre con LBD.

Estudios recientes ahora apuntan al hecho de que un alto nivel de colesterol en sangre tiene menos que ver con la enfermedad cardíaca que la causa verdadera de la acumulación de placa arterial, que es la *inflamación*. La inflamación de los tejidos es causada por una mala nutrición, elevada azúcar en sangre, y presión arterial alta (que es un resultado principal de los dos anteriores).

Las dietas inapropiadas, del tipo que causa inflamación del tejido, casi siempre causarán niveles altos de LBD por la ingesta de grasas-trans y grasas hidrogenadas. El cuerpo debe transportar esta superabundancia de grasas que está tomando, y sólo puede hacerlo con quilomicrones que se convierten en LBD. Como hay una amplia provisión de LBD, se usará rápidamente para llevar colesterol a las células para que se reparen, y aumentan las chances de que quede atascado en la pared celular.

Luego, como has leído, los glóbulos blancos vienen a enmendar la raspocidad, se endurecen en el lugar, y se forma la placa arterial. La placa arterial tiene la tendencia de causar más inflamación, lo que requiere más camiones de lipoproteína para transportar más colesterol para reparar las paredes celulares. Más camiones se envían, y más camiones se quedan atascados. El ciclo se repite hasta que las arterias se endurecen y se obstruyen, y los tejidos del corazón no obtienen el suficiente torrente sanguíneo para sobrevivir.

¿Estás consumiendo suficiente colesterol?

Cuando tengas dudas, siempre es mejor obtener demasiado colesterol que muy poco. El colesterol insuficiente es una enfermedad llamada Hipocolesterolemia. Esta condición aparece cuando el cuerpo en cuestión ya no puede proveer el colesterol adecuado para mantener sus membranas celulares. El metabolismo celular se paraliza, y suceden cosas malas. La hipocolesterolemia puede ser responsable de:

•Depresión

•Escasez hormonal

•Pérdida de deseo sexual

•Cáncer

•Hemorragia cerebral

•Muerte

Posibles causas de la Hipocolesterolemia:

•Estatinas (medicamentos para bajar el colesterol)

•Hipertoroidismo (glandula tiroidea muy activa)

•Enfermedad hepática

•Mala absorción (muchas veces causada por la enfermedad celíaca)

•Desnutrición

•Predisposición genética (tal como abetalipoproteinemia o hipobetalipoproteinemia). Los judíos tienen un riesgo mayor de padecer abetalipoproteinemia.

•Deficiencia de Manganeso

•Leucemia

¿Estás ingiriendo demasiado colesterol?

Del otro lado de la Hipocolesterolemia está la Hipercolesterolemia. La parte "híper" se refiere, simplemente, a "demasiado". El exceso de colesterol en sangre puede ser causado por una variedad de cosas, en mayor medida la dieta y la predisposición genética. La dieta es fácil de cambiar, pero los genes son para toda la vida. Por suerte hay medicamentos que pueden ayudarte si la dieta por sí sola no puede hacerlo.

La hipercolesterolemia puede causar:

•Formación de placas en las arterias

•Estenosis (angostamiento) de las arterias debido a obstrucción

•Muerte, por apoplejía o ataque cardíaco causado por los problemas anteriores.

•Zonas amarillas cerca de los párpados, causadas por la formación de depósitos de colesterol (también llamados Xantelasma palpebral)

Los Fitoesteroles y por qué podrían no ser buenos para ti:

Como si necesitaras más cosas por la que preocuparte además del LAD y LBD... veamos nuevamente los fitoesteroles, la marca vegetariana del colesterol.

Los fitoesteroles, también llamados "esteroles vegetales" son alcoholes esteroides, y difieren un poco del colesterol animal en su estructura.

Los fitoesteroles, cuando están siendo absorbidos, en realidad se "colarán" para entrar en ti más rápidamente, y bloquear la absorción del colesterol animal. Aún si hay una cantidad igual de ambos en tu dieta, los fitoesteroles llenarán los canales que el colesterol usaría para entrar a tu cuerpo, bloqueando su absorción. Esto no solo bloquea la absorción del colesterol introducido a tu cuerpo a través de tu dieta, sino que bloquea la reabsorción de la bilis. Esta es la razón por la que algunas personas comen vegetales con alto contenido de fitoesteroles para reducir su nivel de colesterol en sangre – funciona, en el proceso general, como ingerir un secuestrante farmacéutico de bilis.

Lo que nadie te dice, o lo que nadie sabe, o lo que definitivamente no quieren que escuches es lo siguiente...

El colesterol animal, químicamente, es una plataforma no especializada que algún día será una hormona. No es una hormona aún, ni tampoco se siente como una, hasta que su estructura molecular sea alterada por tu hígado o glándulas con el agregado de otros componentes moleculares.

Los fitoesteroles, por contraste, llegan como colesterol con etiquetas de hormonas ya agarradas a ellos. El fitoesterol Beta-sitoesterol es el fitoesterol "precursor" primario del que se originan muchos fitoesteroles subsecuentes. También es el peor para ti. El Beta-sitoesterol, por definición, es un estrógeno derivado de plantas.

El Beta-sitoesterol causa nauseas, diarrea, gas, disfunción eréctil[3], y tiene efectos colaterales negativos que inhiben la producción de las hormonas masculinas testosterona y dihidrotestosterona.[4] Se encuentra en la palta, marañón, aceite de maíz, nueces de la pacana, semillas de zapallo, afrecho de arroz, palmitos, soja, y germen de trigo.

Los fitoesteroles en general están causando una gran controversia; su antigua buena reputación se está volviendo una publicidad exagerada ahora que los efectos a largo plazo son descubiertos. Es indiscutible que los fitoesteroles reducen el colesterol en sangre, pero los estudios están comenzando a mostrar que hacen más daño que bien.[5]

Dentro del grupo Estigmateroles de fitoesteroles, por ejemplo, también está el precursor de la hormona progesterona. Aun si estos precursores hormonales pueden no obtener los toques finales para ser molecularmente perfectos, muchos de ellos tienen la habilidad de interactuar y disparar los receptores del cuerpo preparados para conectarse con las hormonas terminadas. Estas interacciones indeseables pueden causar señales hormonales cruzadas.

[3] Kristi Monson, PharmD; Arthur Schoenstadt, MD (Febrero 2008).

[4] Selvarajah D, Gandhi R, Emery CJ, Tesfaye S. (Octubre 2009). "placebo aleatorio-prueba clínica controlada por doble-ciego de un producto medician basado en canabis (Sativex) en neuropatía diabética dolorosa: la depresión es un gran factor de confusión". *Cuidado de la Diabetes* **161** (1): 33.

[5] Weingartner, O.; Bohm, M.; Laufs, U. (2008). "El rol controversial de los ésteres de esteroles vegetales en el control de la hipercolesterolemia". European Heart Journal 30 (4): 404–9.

Con una dieta rica en fitoesteroles vas a:

•Reducir la absorción de colesterol

•Reducir la reabsorción de la bilis

•De esa forma bajando tu colesterol en sangre, lo que resulta en...

•Reducción en la síntesis de la vitamina D, estradiol, testosterona, aldosterona, y progesterona.

•Una sobreabundancia de precursores de estrógeno y progesterona sobrante, que resulta en...

•Bajos niveles de estradiol y testosterona, en medio de una abundancia de estrógeno y progesterona, lo que puede resultar en una lista larga de sinsabores...

Efectos secundarios de niveles elevados de progesterona:

•La progesterona se usa como terapia hormonal en los cambios de sexo de masculino a femenino. En realidad hace que los hombres desarrollen bustos femeninos. También altera el comportamiento masculino para llevarlo hacia el espectro de comportamiento femenino. En resumen, los hombres se volverán física y mentalmente más femeninos.

•Aumenta el riesgo de coágulos de sangre, ataques cardíacos y apoplejías.

•Aumento del riesgo de cáncer de mamas.

•Calambres, dolores de cabeza, constipación, flatulencia.

•Nerviosismo, inestabilidad emocional, depresión, cambio de estados de ánimo, calores, insomnio, pérdida de la memoria a corto plazo.

•Disminución del deseo sexual, disfunción eréctil.

•Y por último, pero no por eso menos importante: reducción de la actividad de la vesícula biliar!!! Si, la progesterona juega un rol al decirle a tu vesícula que sea haragana.

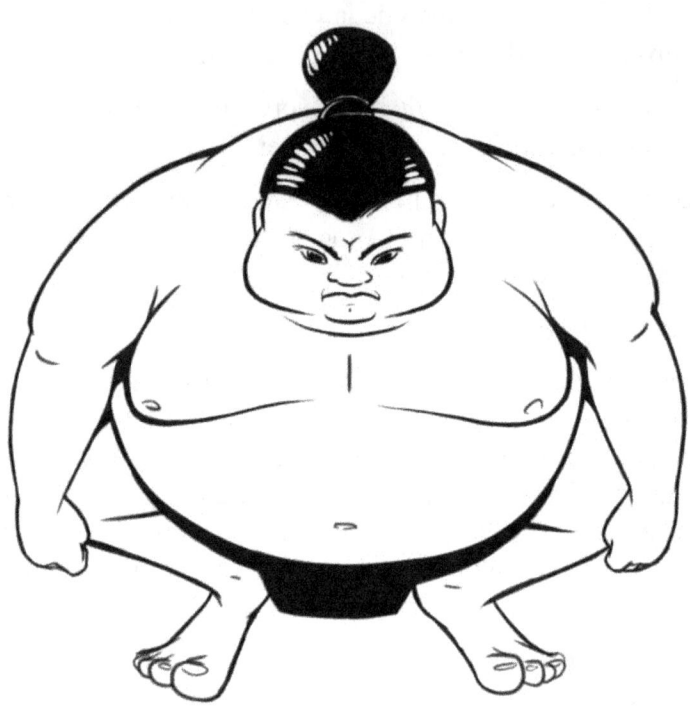

Efectos secundarios de niveles elevados de estrógeno:

•El estrógeno es la principal hormona sexual femenina, cuyo trabajo es, entre otras cosas, promover las características sexuales femeninas secundarias, tales como la estructura corporal. Tiene, como la progesterona, un efecto feminizador en los hombres, tanto mental como físicamente.

•El estrógeno **reduce la movilidad de los intestinos** y **aumenta la concentración de colesterol en la bilis**, lo que significa que aumenta el riesgo de cálculos. Junta esto con una actividad reducida de la vesícula biliar por exceso de progesterona, y estás destinado a tener problemas.

•Reducción de la masa muscular.

•Aumento de la reserva de grasa corporal.

•Aumento de los niveles en sangre de LAD y disminución de los niveles en sangre de LBD (esta es la razón por la que los hombres generalmente tienen niveles más bajos de LAD).

Controlar los problemas de colesterol

Hay solamente tres soluciones que garantizan en un 100% detener la absorción de LBD. Esas soluciones son:

1.Dejar de comer.

2.Extirpar tu hígado

3.Morir

Obviamente, la muerte tiene efectos secundarios desagradables e indeseables: frialdad de la piel, rigor mortis, "dificultad respiratoria", olor corporal, etc.

Y, desafortunadamente, las opciones 1 y 2 llevan ambas a la opción 3. Puede que sea imposible eliminar todo el LBD de tu dieta pero es FÁCIL reducirlo a niveles más bajos.

Por eso es importante que usemos nuestros cerebros (que, de paso, funcionan con colesterol!) y exploremos otros métodos, que no son 100% efectivos pero vale la pena probarlos:

1.La manera natural, la mejor manera, y la manera más económica, que se hace aprendiendo lo que hay en los alimentos que ingieres, y tratar de reducir tu ingesta de cosas malas. El control de la dieta puede hacer maravillas, y a menos que tengas una condición médica seria, es la manera más efectiva y menos destructiva para tu cuerpo.

2.Secuestrantes de ácidos biliares, tales como la Colestiramina. Se toman en forma oral, generalmente como polvo mezclado con agua, y se unen a la bilis en el tracto digestivo, haciendo que sea imposible reabsorberla. Este proceso causará que el cuerpo se reabastezca de bilis obteniendo colesterol de la sangre, reduciendo de esta manera los niveles de colesterol en sangre. Los secuestrantes de ácidos biliares no discriminan el tipo de lipoproteínas que ayudan a remover; eso es decisión del hígado. Los secuestrantes de ácidos biliares son el método de más bajo impacto para reducir los niveles de colesterol en sangre mediante medicación.

3.Suplementos dietarios con fitoesteroles. Mientras sepas que esto puede potencialmente causarte algunos problemas graves a largo plazo, es una solución relativamente de bajo impacto en el corto plazo. No necesitas hacer una dieta estrictamente vegetariana para beneficiarte de sus efectos, ya que bloquearán la absorción de colesterol animal. Pero debes conocer los efectos secundarios y desventajas – aún se continúan haciendo pruebas sobre si sus beneficios valen la pena el riesgo.

4.Las estatinas, tales como la Lovostatina, son inhibidores de colesterol que trabajan para bloquear la síntesis de colesterol en el hígado. Reducirán la producción de LBD pero no aumentarán el LAD. Para obtener un balance adecuado de colesterol deberás igualmente alterar tu dieta para una producción mayor de LAD, aun con la ayuda de las estatinas. Las estatinas en combinación con una dieta vegetariana es una receta para el desastre.

¿De dónde vienen las Lipoproteínas y el Colesterol, y cómo puedo aumentar mis niveles de LAD?

El colesterol entra a tu cuerpo a través de tu dieta. Cuando comes alimentos que contienen colesterol, es aislado junto con otras grasas dentro de las micelas biliares durante la digestión. Luego las grasas son absorbidas por tus células epiteliales del intestino. Más tarde estas células fabrican camiones quilomicrones de transporte para llevar la grasa y el colesterol hacia el hígado para ser procesados, y los empujan hacia el torrente sanguíneo.

El origen principal tanto del LBD como del LAD es tu hígado. Es la fábrica más grande de tu cuerpo para la producción de colesterol y hormonas. También construye y reestructura los vehículos de lipoproteínas responsables de transportar las moléculas de colesterol desde y hacia las células que las necesitan. Tu hígado fabrica LBD, LAD y todos los demás.

Para aumentar tus niveles de LAD, se recomienda que aumentes tu ingesta diaria de

•Ácidos grasos Omega-3

•Ácidos grasos Omega-6

•Ácidos grasos monodesaturados, polidesaturados, y saturados.

Dejar de fumar también ha probado ser una forma de aumentar los niveles de LAD.

Para disminuir tus niveles de LBD, deberías:

•Eliminar la ingesta de grasas trans

•Reducir la ingesta de azúcares y productos de granos refinados como pan y jarabe de maíz

•Perder peso

•Aumentar la cantidad de fibra soluble en tu dieta (avena, cebada, porotos, ciruelas pasas, manzanas y peras)

•Aumentar la ingesta de ácidos grasos polidesaturados, comúnmente hallados en nueces de todo tipo.

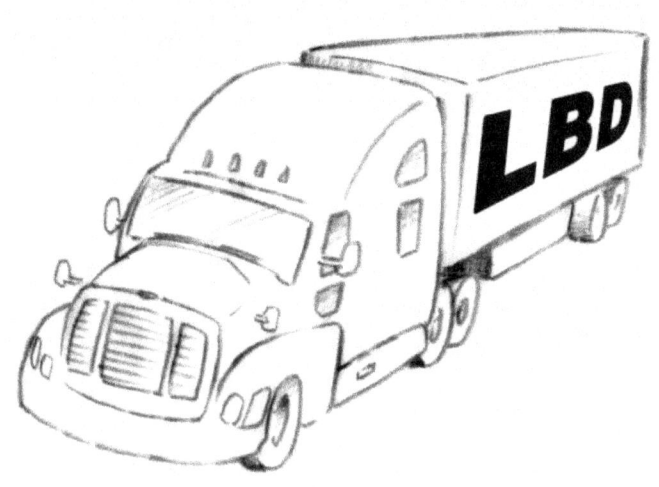

14: Ácidos Grasos

Un ácido graso, definidos en términos laicos, es una molécula de hidrocarbono con una cola larga, sin ramificaciones o "cadena" de átomos de carbono. Esta cola de átomos de carbono generalmente tiene dos átomos de hidrógeno pegados a ella, uno a cada lado de la cola. Los ácidos grasos son componentes de los triglicéridos (recuerda nuestra explicación de lo que queda de los lípidos después que el Samurái Lipasa los rebana) y los fosfolípidos, que es el material del que están construidas las paredes celulares.

A pesar que tu cuerpo puede fabricar algunos ácidos grasos, no puede proveer las cantidades necesarias para que sigas funcionando; si lo hiciera, no tendríamos que comer nunca.

Los ácidos grasos son importantes en tu dieta porque son metabolizados por la mitocondria de tus células para formar ATP, el combustible de toda la vida celular. La mayoría de las células pueden elegir entre glucosa y ácidos grasos, y son capaces de convertir a ambos en ATP. Tu corazón y músculos del esqueleto, sin embargo, aunque tienen más mitocondria, prefieren metabolizar ácidos grasos para conseguir su ATP.

Los ácidos grasos vienen en muchas formas y tamaños, pero lo que los diferencia de uno a otro es generalmente el número de átomos de carbono en su cola, y si son saturados o desaturados.

El tamaño sí importa:

Los ácidos grasos de cadena corta tienen colas de menos de 6 átomos de carbono. Los ácidos grasos de cadena mediana tienen entre 6 y 12, los ácidos grasos de Cadena Larga tienen de 13 a 21, y los ácidos grasos de Cadena muy Larga tienen de 22 en adelante. La mayoría de los ácidos grasos naturales tienen números pares de átomos de carbono.

En general, los ácidos grasos de cadena corta y mediana se consideran buenos para ti ya que son más fáciles de absorber y metabolizar. Pueden absorberse directamente en el intestino y ser enviados a tu torrente sanguíneo. Por ende, son una fuente instantánea y saludable de energía celular.

A pesar que los ácidos grasos de cadena larga Omega-3 y Omega-6 son muy buenos para tu cuerpo, algunos ácidos grasos de cadena larga pueden ser peligrosos porque no se pueden absorber directamente en el intestino, y necesitan que las células intestinales fabriquen un transporte de quilomicrón para moverlos cuando son transformados en triglicéridos al otro lado de la pared epitelial. Los ácidos grasos de cadena larga, especialmente los de grasas trans, pueden en realidad aumentar tus niveles de colesterol de LBD.

Desaturado o monodesaturado:

Si los ácidos grasos son saturados o no se define según cómo se unen al hidrógeno, que se determina por la existencia de uniones químicas de doble-carbono en la cola de la molécula. Los ácidos grasos desaturados tienen una o más uniones de doble-carbono. Monodesaturado se refiere a una molécula con tan solo una unión de doble-carbono. Esta unión de doble-carbono no solo evita que las moléculas de hidrógeno se unan a ella, sino que puede también causar una curvatura en la forma de la molécula.

Los ácidos grasos desaturados de ocurrencia natural tienen lo que se llama una configuración "cis" en la unión de doble-carbono, que crea una curvatura en la cola. Estas curvaturas tienen efectos mecánicos en cómo encajan una en otra, y para lo que se pueden y no se pueden usar. La forma de los ácidos grasos también afecta sus puntos de fusión y su habilidad para oxidarse. La mayoría de las grasas desaturadas son líquidas a temperatura ambiente, y se ponen rancias rápidamente mediante el proceso de oxidación.

Polidesaturados:

Un ácido graso polidesaturado es una molécula que contiene más de una unión de doble-carbono. El Omega-3 y Omega-6 son ejemplos de ácidos grasos polidesaturados.

¿Por qué 3 y 6? El número se refiere a la posición de la última unión de doble-carbono, contando desde el final de la cadena. Por ejemplo, mira el ALA, un Omega-3:

Si cuentas hacia atrás desde el extremo del lado derecho del diagrama, hay 2 "zigs" de carbono único, y el tercer "zag" es una unión de doble-carbono. Como es la última de la cadena y está ubicada en la posición 3 desde el extremo, la hace un Omega-3. Las mismas reglas para nombres se aplican para el Ácido Linoleico, un Omega-6, donde la unión de doble-carbono final ocurre en la posición 6 desde el extremo:

Saturados:

Los ácidos grasos saturados son aquellos sin uniones de doble-carbono, lo que permite que toda la cola de la molécula esté disponible para uniones con hidrógeno (y, de esta manera, saturadas con hidrógeno). Los ácidos grasos saturados son menos propensos a la oxidación y la rancidez.

Por esta razón, las grasas saturadas son las preferidas para cocinar, hornear, y para las comidas procesadas modernas porque son más sólidas y estables a temperatura ambiente, y tienen una vida más larga fuera de la heladera.

Hidrogenación y grasas trans:

El proceso industrial de hidrogenación se usa para "reforzar" las grasas desaturadas, forzando a una cantidad extra de hidrógeno a entrar a la molécula. Este forcejeo químico da vuelta el enlace de doble-carbono en la cadena, alisando la molécula, y permitiendo que más hidrogeno se acerque y se una, haciendo que la molécula reaccione menos frente al oxígeno y de esta manera sea más duradera. Este enlace de doble-carbono dado vuelta se llama configuración "trans" y es de donde proviene el término "grasas trans".

El mecanismo específico por el cual las grasas trans te hacen daño no se conoce por completo aún, pero se cree que la Lipasa no entiende cómo cortar en pedazos una molécula con una unión de carbono trans, y por eso no es efectiva al intentar la disolución de las grasas trans. Esto permite que las grasas trans pasen más tiempo dentro de la corriente sanguínea donde será más propensa a pegarse a las paredes arteriales y ayudar a la formación de placas.

Lo que se sabe es que las dietas con altos niveles de grasas trans ponen al comensal en un riego significativamente mayor de sufrir enfermedades coronarias, aumento de los niveles de LBD, y reducción de los niveles de LAD. También hay evidencia de que las grasas trans aumentan el riesgo de padecer la enfermedad de Alzheimer, cáncer, diabetes, disfunción hepática, depresión, infertilidad, y obviamente obesidad.

Ácidos Grasos Esenciales (AGE):

Los ácidos grasos esenciales no pueden ser fabricados o armadas por tu cuerpo a partir de otros componentes, y por eso deben entrar a través de la ingesta diaria. Lo que designa a un ácido graso como "esencial" es la ubicación de la unión de doble-carbono después del 9no y 10mo enlace en la cadena. El cuerpo humano es simplemente incapaz de producir este tipo de molécula.

Afortunadamente, otras criaturas tanto animales como vegetales *son* capaces, y podemos consumirlas para proveernos de sus ácidos grasos sofisticados.

Los dos ácidos grasos realmente esenciales sin los que no podemos estar son conocidos como AL (Ácido Linoléico) y AAL (Ácido Alfa-Linoléico). Estos AGEs están disponibles inmediatamente en aceites vegetales, que es de donde los obtenemos.

Otros ácidos grasos importantes, aunque no son tan esenciales, son el Ácido Gama-Linoléico (un Omega-6), Ácido Laurico, y Ácido Palmitoléico. Otros que puedes escuchar son AEP (ácido eicosapentaenoico) y ADH (ácido docosahexaenoico), que se encuentran en comprimidos de aceite de pescado. El cuerpo humano tiene la habilidad de producir AEP y ADH en cantidades limitadas, pero resulta mucho mejor si te provees de estos mediante la ingesta diaria. De allí la popularidad de los comprimidos.

Fuentes de ácidos grasos de cadena corta:

•Fibra dietaria fermentada en tu colon.

•Grasa láctea: de cabra, oveja, vaca.

•Aceite de coco.

Fuentes de ácidos grasos de cadena mediana:

•Grasa láctea: de caballo

•Aceite de coco

•Aceite de almendra de palma

Fuentes de ácidos grasos de cadena larga Omega-3 y Omega-6:

•Pescado, aceite de pescado, krill, y algunos mariscos como los mejillones

•Semillas de aceite tales como de lino, cáñamo, chía, verdolaga.

•Nueces: nuez de castilla, pecanas, avellanas, calabazas.

•Huevos

•Carne: el ganado alimentado con pasto tiene el doble del alimentado con granos.

•Algas tales como el Crypthecodinium cohnii y el Schizochytrium para aquellos de ustedes con tendencias veganas.

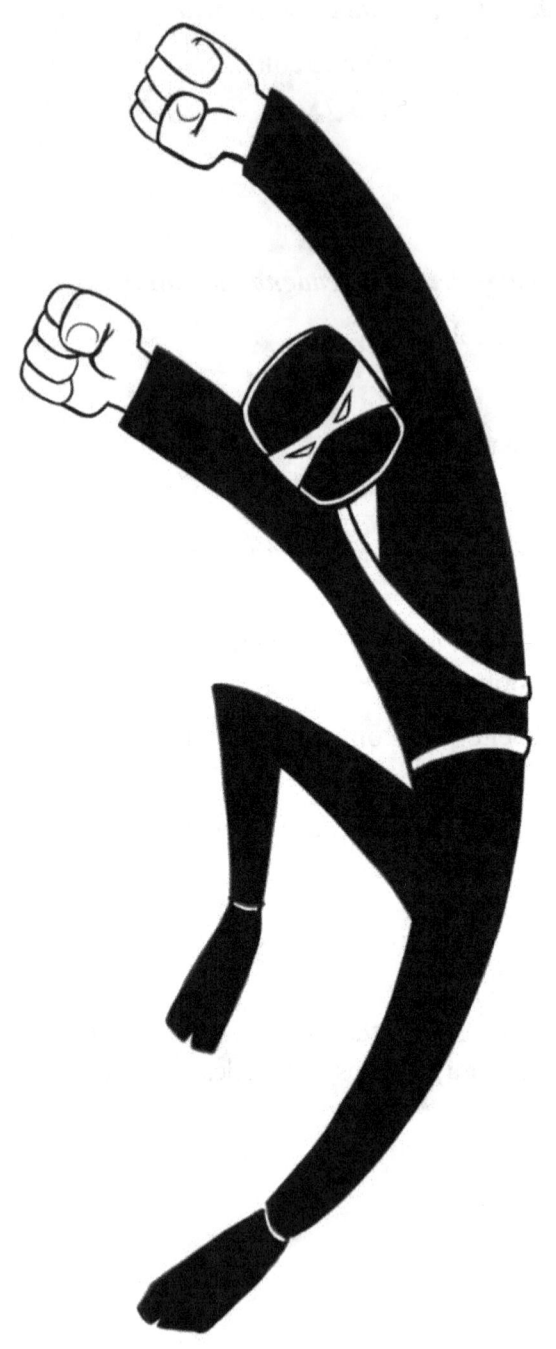

15: Lo Que Finalmente Me Funcionó

Me llevó muchos años de experimentación e investigación encontrar mi balance dietario particular. Mis pruebas metabólicas volvían con resultados que mostraban una salud perfecta. Me hice varios estudios de la Enfermedad Celíaca, todos dieron negativo. No había alergias a la comida aparentes, y de acuerdo a todos estos exámenes no debía tener ningún problema.

Los suplementos biliares no me funcionaron. La Colestiramina me ayudo un poco, sin embargo, calmando inicialmente la urgencia e imprevisibilidad de mis intestinos explosivos. No quería seguir usándola para siempre, pero me dio un refugio cómodo durante mi investigación.

Lo que tuvo el mayor efecto, lo creas o no, fue seguir una dieta baja en gluten. A pesar del hecho de que no tengo la enfermedad celíaca, me provocó un cambio significativo. Ya no tenía urgencias intestinales después de comer, y todos los síntomas del Síndrome de Habba desaparecieron.

Llevó cinco días para que los cambios sean notorios, pero funcionó. También bajé 20 lbs, me siento mejor y tengo más energía. Mi popó no es aún 100% denso y perfecto, pero ya no sale explotando de mi como si fuera lava caliente. Recobrar la libertad de hacer caca cuando y donde quieres hacerlo es una gran mejora en tu calidad de vida general, debo decirte! Se necesitará más experimentación para ajustarlo hasta ese nivel de perfección final pero definitivamente he llegado a un nivel donde mi mente y mis pensamientos ya no están constantemente ocupados con los movimientos de mis intestinos. ¡Libertad!

La única otra explicación en la que puedo pensar es que tengo alguna clase de intolerancia, pero no una alergia oficial, y eso causó degradación y atrofia intestinal. Similar a la Enfermedad Celíaca pero no es Enfermedad Celíaca.

Las reglas dietarias que uso son una especie de cruza entre Paleo y Baja en Carbohidratos:

•Nada de trigo, pan o productos que contienen gluten, a menos que no tengas otra opción.

•Nada de soja.

•Todas las carnes y vegetales son juego limpio.

•Aún como arroz y papas.

•La cerveza y el licor están BIEN, pero las cervezas de trigo están fuera de los límites

Si realmente te detienes a pensarlo, hay tanto trigo en la dieta moderna que está en todas las comidas, si no en todos los alimentos. Es difícil evadirlo.

Eliminar el pan fue difícil al principio. Lo deseas. Lo quieres. Piensas en pasarte del límite, en comerte una caja entera de galletitas con chispas de chocolate. Pero entonces, un día, un par de semanas después, simplemente pierdes el deseo ardiente de lidiar con esas cosas. Ya no te tienta, y el mero hecho de pensar en eso te hace perder el apetito.

Es raro pensarlo pero es cierto. Nunca pensé que experimentaría esto, y siempre discutí con mi esposa sobre eso, una Nazi de la dieta Paleo/Baja en Carbohidratos. Resultó ser que ella tenía razón.

Ahora, puede que esto no le funcione a todo el mundo, ya que todos somos diferentes, pero al menos piénsalo. Si todo lo que tienes por perder es tu diarrea incontrolable, haz el intento. Tu también podrías liberar con éxito tus intestinos de su lastimosa servidumbre!

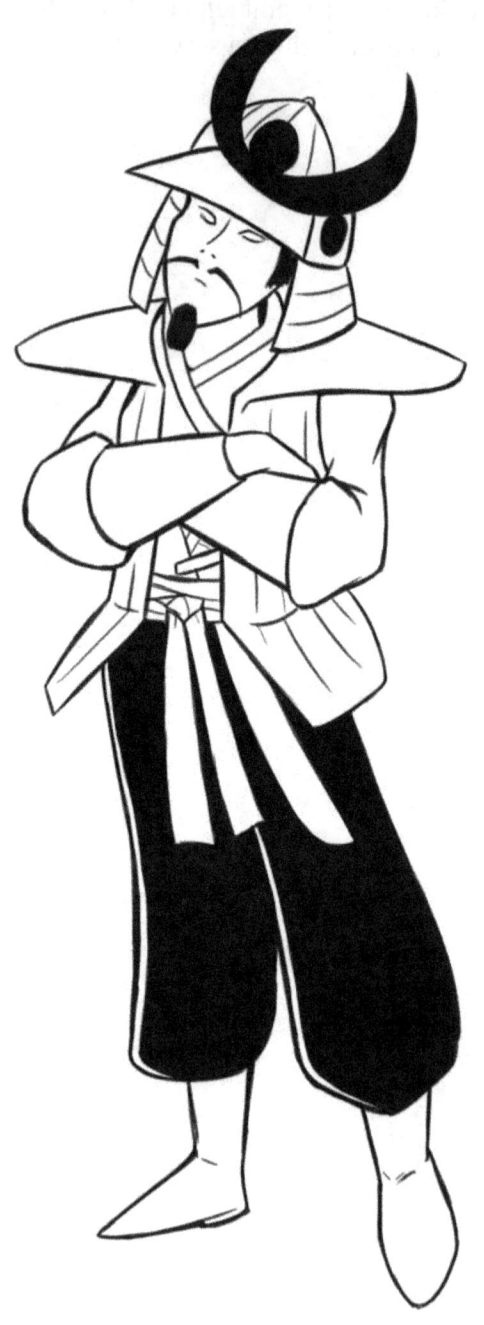

16: Todo Lo Que Puedes Comer (y lo que no)

No voy a fustigarte para que comas cosas que no quieres comer, pero voy a darte algunas recomendaciones de cosas que realmente podrían ayudarte. En general puedes hacer una dieta omnívora; hay algunas cosas de las que definitivamente deberías alejarte, y algunas que de seguro deberías agregar. Lo haré corto y suave.

Evita:

•Comidas procesadas con alto contenido de granos o harina, especialmente trigo, aceites hidrogenados, azúcar y jarabe de maíz. Nada de golosinas o tortitas snack. A menos que quieras hacerte encima.

•Platos muy abundantes de pasta.

•Gaseosas azucaradas. Si eres un adicto a las gaseosas, intenta cambiar por el ginger ale bajo en calorías. Es mejor para ti, y el jengibre tiene un efecto secundario como calmante de los intestinos.

•Cualquier cosa frita.

•Productos rebosados, ya que generalmente están fritos, contienen carne de bajo grado y una cantidad de rellenos hechos de trigo y soja, y muchas veces contienen grasas trans.

•Salsa de carne. Confía en mi, nunca termina bien.

•Uso abundante de aderezos.

•Crisco, aceite de maíz, o aceite genérico de vegetales.

•Margarina

- Comidas preparadas (TV Dinners, Le Menu, etc)
- Consume excesivo de bebidas con cafeína.
- Aros de cebolla de Burger King (resultan peores que el caldo de carne)

Impulsa:
- Papas
- Manteca
- Verduras de hojas verdes
- Pescado y otros alimentos marinos
- Carne alimentada con pasto
- Pollos de campo
- Cerdo bien tratado
- Huevos de gallinas felices
- Tocino sin grasa
- Leche de cualquier criatura
- Frutas
- Nueces
- Verduras
- Hongos
- Zanahorias
- Remolacha
- Cualquier cosa con fibra dietaria
- Aceite de coco, aceite de almendra de palma, aceite de oliva, aceite de girasol (en orden de lo que es mejor para ti)

- Jengibre
- Yogur
- Queso

Usa con moderación:

- Arroz
- Cebada
- Avena
- Paltas (deliciosas y saludables pero ponen las cosas en movimiento, si sabes a lo que me refiero)
- Carnes procesadas tales como salchichas, o hamburguesas pre-hechas.

Suplementos:

- LA, AAL, ADP y ADH (ácidos grasos esenciales/aceite de pescado Omega-3 and Omega-6)
- Vitaminas A, D, E, K
- Bilis (si te ayuda)
- Pancreatina (si te ayuda)
- Lipasa (si te ayuda)

17: Rarezas Probablemente Inútiles

•Las ratas, venados y caballos no tienen vesículas biliares.

•El humano promedio fabrica cerca de 24,000 litros de bilis en su vida. ¡Es suficiente para llenar un camión cisterna grande!

18: Índice

Suplementos Biliares y Proveedores:

(No es una lista exhaustiva en absoluto)

Jarrow Formulas

Sitio Web: http://www.jarrow.com
Correo Electrónico: orders@jarrow.com
Teléfono: (310) 204-6936
Productos: Factores de Ácido Biliar, 333mg, 90 cápsulas.

Supplement Facts

Serving Size 3 Capsules   Servings Per Container 30

	Amount Per 3 Capsules	% DV
Total Bile Acids (from 1530 bovine/ovine bile concentrate)	1000 mg	*
Conjugated Bile Acid (as glycocholic acid, taurocholic acid, glycodeoxycholic acid, taurodeoxycholic acid, glycochenodeoxycholic acid and taurochenodeoxycholic acid)	945 mg	*
Unconjugated Bile Acid (as cholic acid and deoxycholic acid)	55 mg	*

* Daily Value not established.

Nutricology

2300 North Loop Road
Alameda, CA 94502

Sitio Web: http://www.nutricology.com
Teléfono: (800) 545-9960
Productos: Bilis de Buey, 125mg, 180 cápsulas. Bilis de Buey, 500mg, 100 cápsulas.

Vital Nutrients

45 Kenneth Dooley Drive

Middletown, CT 06457

Sitio Web: http://www.vitalnutrients.net
Teléfono: (860) 638-3675
Productos: Pancreatina & Extracto de Bilis de Buey

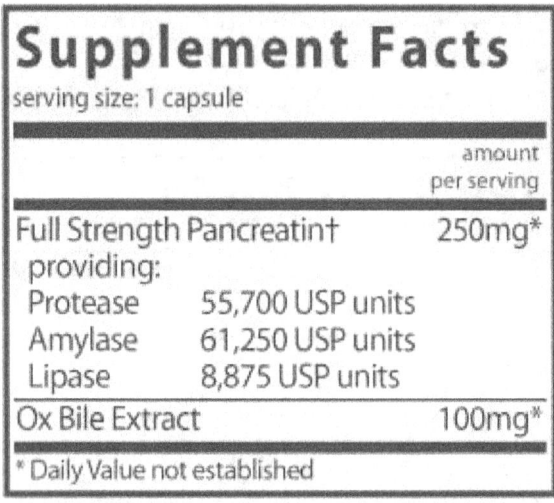

Supplement Facts
serving size: 1 capsule

		amount per serving
Full Strength Pancreatin† providing:		250mg*
Protease	55,700 USP units	
Amylase	61,250 USP units	
Lipase	8,875 USP units	
Ox Bile Extract		100mg*

* Daily Value not established

Other Ingredients: Vegetable Cellulose Capsule, Calcium Carbonate, and Leucine. † LACTOSE FREE

Cholacol

Chiropractic Mindset Group
3200 North Hiawassee RD. Suite 3602
Orlando, FL 32868
Sitio Web: http://cholacol.com/
Correo Electrónico: Ron@cholacol.com
Productos: Cholacol, 90 tabletas (una mezcla de polvo de raíz de colinsonia y sales biliares bovinas)

Thorne Research
P.O. Box 25
Dover, ID 83825
USA

Sitio Web: http://thorne.com/index.jsp
Teléfono: (800) 228-1966
Productos: BioGest
Hidrocloruro de Betaína 480mg.
Clorhidrato Ácido L-Glutámico 480mg.
Pancreatina (Porcina) 140mg.
Concentrado de Bilis de Buey 80mg.
Pepsina (Porcina) 70mg.

Por favor visita mi sitio web,

www.gallbladderinfo.com

para acceder a artículos, actualizaciones, recursos,
referencias y críticas de productos, y nuevos hallazgos.